ÉTUDE

SUR LES

RAPPORTS DES LÉSIONS DE LA COUCHE OPTIQUE

AVEC

L'HÉMIANESTHÉSIE D'ORIGINE CÉRÉBRALE

PAR

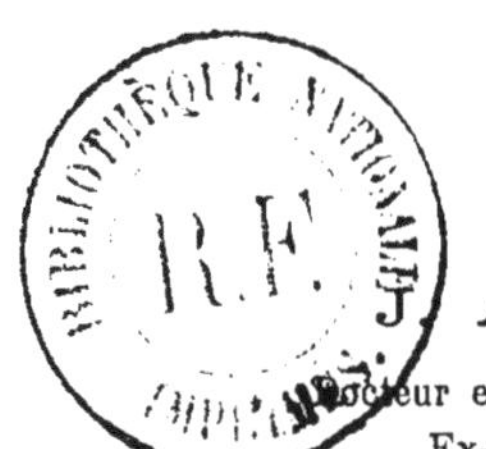

J. A. LAFFORGUE

Docteur en médecine de la Faculté de Paris,
Ex-externe des hôpitaux de Paris.

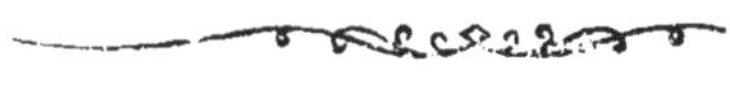

PARIS

V. A. DELAHAYE ET Cᵉ, LIBRAIRES ÉDITEURS,

PLACE DE L'ÉCOLE-DE-MÉDECINE.

—

1877

ÉTUDE

SUR LES

rápports des lésions de là couche optique

AVEC

L'HÉMIANESTHÉSIE D'ORIGINE CÉRÉBRALE

INTRODUCTION.

Les couches optiques ont été tour à tour considérées comme des centres d'innervation motrice, sensitive et même végétative.

Si personne aujourd'hui n'est tenté de rapporter aux seules lésions des couches optiques les troubles de la motilité qui surviennent à la suite de lésions de certaines parties du cerveau, et si on n'attribue plus à ces ganglions une influence sur les fonctions organiques, un certain nombre de médecins soutiennent encore que les lésions du thalamus opticus peuvent, à elles seules, et dégagées de toutes complications, amener des perturbations de la sensibilité générale et des fonctions sensorielles. Le but de notre travail est de combattre cette dernière opinion, et, comme ses défenseurs citent en sa faveur un assez grand nombre d'observations pathologiques, nous essayerons de montrer, par l'analyse même d'un certain nombre de ces observations, prises à leur source originale, qu'elles n'ont pas la valeur qui leur a été accordée. Nous en donnerons ensuite quelques-unes qui tendent à démontrer que les couches optiques ne sont point le siége du *sensorium commune*, et que l'hémianesthésie d'origine cérébrale est le résultat d'une altération de la partie postérieure de la capsule interne qui renferme un faisceau de fibres sensitives, faisceau dont l'existence a été anatomiquement établie par M. Meynert.

Nous avons divisé notre travail en trois parties.

Dans la première partie nous retraçons rapidement l'histoire physiologique des couches optiques.

La deuxième partie est consacrée à la critique des observations invoquées en faveur de la théorie qui fait du thalamus opticus le centre commun de la sensibilité générale et des sens spéciaux.

La troisième partie enfin contient les observations que nous citons à l'appui de notre thèse.

PREMIÈRE PARTIE.

Histoire physiologique de la couche optique.

I. *Motilité.* — Saucerotte est le premier qui ait remarqué l'influence des couches optiques sur les mouvements volontaires. Il considère la couche optique et ses irradiations au lobe cérébral postérieur comme un système unique agissant sur la motilité du membre supérieur du côté opposé :

« On vient de voir, dit-il, qu'outre le croisement des fibres médullaires d'un côté de la tête à l'autre, il y en a encore un de la partie antérieure à la postérieure, et *vice versa*, pour le mouvement des extrémités, de façon que l'origine des nerfs destinés aux mouvements des extrémités supérieures est dans la partie postérieure du cerveau, et réciproquement dans l'antérieure pour les extrémités inférieures (1). »

Cette opinion fut ensuite soutenue par Serres et Loustau (2), qui firent à ce sujet sur des chiens de nombreuses expériences. Serres (*loco citato*) et Foville (3), citèrent à l'appui des faits pathologiques.

Longet (4), répétant les expériences de Saucerotte, a observé chez des chiens adultes, à la suite de la destruction des couches optiques, ainsi qu'à la suite de celle des corps striés, un affaiblissement ou une paralysie incomplète des deux membres du côté

---

(1) Saucerotte. Mémoire sur les contre-coups dans les lésions de la tête, 1769.

(2) Serres et Loustau. Anatomie comparée du cerveau, 1827.

(3) Foville et Pinel Grandchamp. Recherches sur le siége spécial des différentes fonctions du système nerveux. Mars 1820.

(4) Longet. Traité de physiologie, t. III.

opposé ; sans prédominance dans le membre inférieur, lorsque la couche optique était léséé, ni dans le membre postérieur, lorsque la lésion siégeait au corps strié. Ces effets étaient nuls ou beaucoup moins marqués, lorsque les sujets de l'expérience étaient des lapins jeunes, qui, même après l'ablation totale des hémisphères, purent encore se tenir debout.

Si les résultats des vivisections contredisent la théorie de Saucerotte, en est-il de même des cas pathologiques?

L'analyse de nombreux faits cliniques relatés par Andral (1) dans sa clinique médicale, n'est nullement favorable à cette théorie ; en voici un tableau résumé :

75 cas	Hémiplégie 40 cas	Lésions du corps strié	21
		Lésions de la couche optique	19
	Paralysie d'un membre thoracique 23 cas	Corps strié	11
		Couche optique	10
		Lobe moyen	2
	Paralysie d'un membre abdominal	Corps strié	10
		Couche optique	2
		Total	75 cas.

Andral conclut de ces faits que rien, dans l'état actuel de la science, ne peut permettre d'assigner, dans le cerveau, un siége distinct aux mouvements du membre supérieur :

Nous savons aujourd'hui que vraisemblablement les paralysies isolées du membre supérieur peuvent être la conséquence de lésions limitées de l'écorce des circonvolutions, mais aucune observation récente ne tend à faire admettre l'existence de monoplégies par le fait d'une lésion des noyaux centraux (couche optique ou corps strié) (2).

Dans des expériences récentes, exécutées au moyen d'un

(1) Andral. Maladies de l'encéphale, t. V, 2e édition.

(2) Charcot et Pitres. Contribution à l'étude des localisations dans l'écorce des hémisphères du cerveau. Recueil mensuel de médecine et de chirurgie, 1877.

procédé plus parfait et permettant de mieux limiter les lésions expérimentales, Nothnaguel (1) vint ôter aux couches optiques tout rôle dans la production des mouvements volontaires. Nothnaguel employa une méthode qu'avant lui M. Fournier avait utilisée, celle des injections interstitielles. Etant ainsi parvenu à détruire chez des lapins les deux couches optiques, il n'observa chez eux ni paralysie des mouvements volontaires, ni anesthésie, mais seulement une certaine lenteur dans la production des mouvements instinctifs de défense. Dans une seconde série d'expériences, cet expérimentateur détruisit les couches optiques et les noyaux lenticulaires, l'animal restait immobile, inerte, vivement excité, il sautait, mais retombait aussitôt dans son immobilité première. Les mouvements volontaires étaient abolis, les mouvements réflexes, seuls, persistaient et n'avaient rien perdu de leur force et de leur précision.

Dans une troisième série de cas, les couches optiques et les noyaux caudés furent détruits et la sensibilité ainsi que les mouvements volontaires furent intégralement conservés. Le seul phénomène observé par Nothnaguel dans le cours de ses expériences est donc une sorte de paresse dans les mouvements de protection ou de défense. Chez un lapin ainsi opéré, vient-on à tirer la patte et à la mettre dans une position pénible et incommode, on voit cet animal laisser sa patte où elle a été mise au lieu de la ramener vivement à lui ; Nothnaguel attribue cette indifférence de l'animal au sujet de la situation de ses membres, à une véritable paralysie de la sensibilité musculaire, dont la couche optique serait pour lui le centre.

« De ces faits, l'auteur a tiré les conclusions suivantes :

1° Les voies de conduction de l'innervation motrice volon-

(1) Virchow's Arch. Bd. LXII.

taire ne passent point par les couches optiques ; la destruction de celles-ci n'entraîne point de paralysie motrice ;

2° Les voies qui conduisent les impressions sensorielles à leur centre de perception ne passent pas, ou du moins ne passent qu'en partie par les couches optiques.

Ces conclusions contredisent par conséquent l'opinion professée par la plupart des physiologistes, entre autres par Flourens, par Longet et par Schiff, qui admettent que les lésions des couches optiques entraînent à leur suite la paralysie motrice de certains groupes musculaires. Par contre, elles sont en harmonie avec les idées de Meynert, qui considère les couches optiques comme complètement étrangères à la conduction des impulsions motrices volontaires. Selon lui, elles se trouvent reliées anatomiquement : 1° à la surface sensitive périphérique par voie centripète ; 2° aux muscles par voie centrifuge ; 3° à la substance corticale du cerveau, probablement par voie centripète. Meynert construit donc le schéma suivant : «Les couches optiques sont les organes des mouvements inconscients réflexes, qui se produisent à la suite d'excitations venant de la périphérie. Mais en même temps les résultats de ces excitations périphériques élaborés par les couches optiques sont transmises par voie centripète à la couche corticale du cerveau, où ils sont fixés dans les cellules ganglionnaires sous formes *d'images de ces mouvements produits*. Ces images rendent possibles dans la suite la production de mouvements conscients volontaires. S'il en est ainsi, un animal privé dès sa naissance de ses couches optiques devra être incapable d'exécuter des mouvements volontaires (1). »

Meynert eut l'occasion de vérifier cliniquement cette manière de voir au sujet de la fonction des couches optiques :

(1) In Thèse de Lépine, agrégation. Paris, 1875, p. 67.

Une jeune fille de 14 ans, démente, se présenta à son observation avec la tête tournée en arrière, à droite et inclinée en bas, l'avant-bras droit fléchi sur le bras, les doigts dans la main, le bras gauche étendu (1).

Meynert compara l'attitude de sa malade à celle qu'avait signalée Schiff (2) chez les animaux auxquels il avait lésé profondément les couches optiques. La couche optique gauche était-elle intéressée, si l'animal voulait se livrer à un mouvement volontaire on voyait sa tête tomber à droite, tandis que ses pattes antérieures se portaient à gauche.

D'après ces données, Meynert diagnostiqua chez sa malade une lésion de la couche optique droite.

Une autre observation très-analogue à la précédente fut publiée peu après par le même observateur.

En blessant directement la couche optique chez des lapins, Longet détermina un mouvement circulaire ou de manége analogue à celui qui suit la lésion d'un pédoncule cérébral et dirigé dans un sens opposé à celui de la lésion. Sur des grenouilles Lafargue (3) obtint les mêmes résultats, mais sans croisement d'effet; pour Schiff enfin, le sens du manége varierait selon la portion de la couche optique intéressée; il se ferait du côté de la lésion lorsque celle-ci porte sur les 3/4 antérieurs et du côté opposé lorsqu'elle n'atteint que le quart postérieur au thalamus.

---

(1) Meynert. Eine Diagnose auf Sckhugelerkrankung in Medizinische Jahrbucher, 1872, p. 188.

(2) Schiff. Lehrbuch der Physiologie des Menschen, 1858, p. 342, et Lezioni di fisiologia sperimentale. Florence, 1873, p. 428 et suiv.

(3) Lafargue. Essai sur la valeur des localisations encéphaliques sensoriales et locomotrices, proposées pour l'homme et les animaux supérieurs. Paris, thèse inaugurale, 1838.

Lafforgue.   2

II. — FONCTIONS ORGANIQUES.

Valentin (1). admet que les couches optiques, directement excitées, influent sur les mouvements du cœur ; avec Budge (2) et Schiff (3) il admet une action analogue sur la contraction de l'estomac et de l'intestin. Les recherches de Longet sur ce point ne l'ont conduit à aucune conclusion certaine. « En effet, dit-il, dans les résultats que j'ai moi-même obtenus, il y a eu une telle inconstance, qu'il m'est impossible d'admettre une pareille assertion comme établie sur des preuves concluantes. »

III. — SENSIBILITÉ.

Pendant longtemps on a considéré les couches optiques comme le siége du *sensorium commune*.

Cette opinion était basée sur les hypothèses suivantes :

On pensait : 1° Que la sensibilité se transmettait à travers les parties postérieures de la moelle, du bulbe, et l'étage supérieure du pédoncule. Ces parties formaient, croyait-on, par leur ensemble, un faisceau nerveux anatomiquement distinct, affecté à la transmission des impressions sensitives, et ce faisceau nerveux contenant toutes les fibres sensitives, allait se terminer dans la couche optique ; 2° que le système moteur était composé dans la moelle par les faisceaux antéro-latéraux, dans le bulbe par le faisceau antérieur, dans le pédoncule cérébral par l'étage inférieur ou pied du pédoncule. Ces hypothèses conduisaient à une sorte de systématisation anatomique

(1) Valentin. Lehrbuch der Phisiologie.
(2) Budge. Untersuchungen uber das Nervensystem.
(3) Schiff. Rosers und Wunderlich's. Archiv für physiologische Heilkunde.

et physiologique qui a été développée et préconisée en Angleterre par Todd et Carpenter.

Le système était très-simple : Les fibres sensitives, représentées par les faisceaux postérieurs de la moelle, étant en rapport anatomiquement avec la couche optique, les fonctions de cette dernière se rapportaient naturellement à l'élaboration des impressions sensitives, et par conséquent les lé-ions de la couche optique devaient entraîner des troubles de la sensibilité.

D'autre part, les fibres motrices, se rendant dans le corps strié, celui-ci avait pour fonction de présider aux mouvements volontaires, et sa lésion devait entraîner la paralysie motrice.

Adoptée par Schrœder van der Kolk (1), l'opinion de Todd et de Carpenter sur les fonctions de la couche optique a été préconisée en France par M. Luys (2) qui a essayé de lui donner la sanction d'observations pathologiques.

Les recherches anatomiques, physiologiques et pathologiques les plus récentes sont en opposition formelle avec ces vues :

1° Au point de vue anatomique : Bien qu'il soit certain que quelques fibres de l'étage supérieur entrent en communication avec la couche optique, il est généralement admis aujourd'hui, depuis les travaux de Meynert, que la plupart des fibres sensitives (sensibilité générale et sens spéciaux) traversent, sans s'arrêter, dans les noyaux centraux, l'extrémité postérieure de la capsule interne, pour aller se terminer dans l'écorce des lobes sphéno-occipitaux.

On sait, en effet, que les fibres blanches du pied du pédoncule pénètrent dans le cerveau et forment, au moment de leur entrée dans cet organe, entre la couche optique et le noyau caudé qui sont en dedans, et le noyau lenticulaire qui est en dehors, une

(1) Schrœder von der Kolk. Pathologie und Therapie der Geisten. Krankheiten.

(2) Luys. Recherches sur le système nerveux cérébro-spinal. Paris, 1865.

zone blanche qui a reçu le nom de *capsule interne*. Après avoir franchi l'espace que laissent entre eux les noyaux centraux, les fibres de la capsule interne semblent pénétrer dans le centre ovale en se dispersant dans toutes les directions. Ces irradiations donnent une figure élégante et très-nettement rayonnée que l'on appelle la *couronne rayonnante* de Reil. D'après Meynert (1) quelques fibres de la couronne rayonnante se rendraient les unes au noyau caudé, les autres au noyau lenticulaire ou à la couche optique pour se mettre en rapport avec les cellules de ces noyaux gris. Mais, en outre, certains faisceaux provenant des pédoncules traverseraient la capsule interne sans s'arrêter dans les masses centrales. L'un de ces faisceaux directs, décrits par cet auteur, occuperait la région postérieure de la capsule interne ; l'autre, la région antérieure. Le premier serait formé de fibres sensitives. Pour le voir (sur le cerveau des singes), il faut enlever la calotte des·pédoncules, les tubercules quadrijumeaux et la couche optique avec les corps genouillés ; on aperçoit alors un faisceau de fibres, qui partant de l'écorce du lobe occipital se recourbe au niveau de l'extrémité postérieure du noyau lenticulaire, plonge dans le tiers postérieur de la capsule interne, et se continue directement avec les fibres de la partie externe du pédoncule cérébral.

Le faisceau direct antérieur occupe la portion moyenne du pédoncule cérébral ; ses fibres traversent la capsule interne dans ses deux tiers antérieurs, sans s'arrêter dans les noyaux centraux, et pénètrent dans l'hémisphère correspondant pour aller se mettre en rapport avec les circonvolutions. En se fondant sur des considérations physiologiques et pathologi-

(1) Voir Huguenin. Allgmeine Pathologie der Krankeiten des Nervensystems, et Charcot : Leçons sur les localisations dans les maladies cérébrales, p. 83.

ques des anatomiques, MM. Vulpian (1), Henle (2), Fleschsig (3), Broabdent, Gudden ont été conduits à admettre l'existence de ce faisceau direct antérieur, dont les fibres sont très-vraisemblablement affectées à l'exercice de la motilité volontaire, et vont se terminer dans les cellules pyramidales des circonvolutions de la zone motrice corticale.

En résumé, le faisceau direct postérieur, ou faisceau sensitif, le seul qui nous intéresse, serait constitué par des fibres partant des circonvolutions latérales et postérieures de l'hémisphère, gagnant le pied de la couronne rayonnante, traversant a capsule interne au niveau de son tiers postérieur, et plongeant dans le pédoncule.

2° Au point de vue physiologique : les excitations expérimentales de la couche optique, les destructions totales ou partielles de ces noyaux (Longet, Vulpian, Nothnaguel), leur électrisation (Ferrier) ne déterminent chez les animaux, lorsqu'elles sont absolument limitées à ces organes, aucun trouble de la sensibilité.

Des recherches expérimentales, faites dans le laboratoire de M. Vulpian, par MM. Veyssière et Duret, ont donné des résultats tout à fait positifs. Un instrument ingénieux, consistant en un trocart, d'où s'échappe, en temps voulu, un ressort, est introduit à travers la paroi crânienne, dans les masses centrales, et permet, avec un peu d'habitude, de léser directement la région postérieure de la capsule interne. Or, toutes les fois que, dans ces expériences, la lésion atteignait cette région postérieure de la capsule, MM. Veyssière et Duret ont toujours vu

---

(1) Vulpian. Leçons sur la physiologie générale et comparée du système nerveux Paris, 1866, p. 652.

(2) Henle. Handbuch der Nervenlehr. Braunshweig, 1871, p. 262.

(3) Fleschsig. Die Leitungsbahnen in Gehirn und Rüchenmark des Menschen, etc Leipzig, 1876.

l'hémianesthésie s'en suivre, tandis que les lésions de la couche optique ne produisaient rien de semblable.

3° Au point de vue pathologique : il paraît bien établi (et les observations que nous rapportons sont absolument confirmatives de cette opinion), que les altérations bien limitées à la couche optique ne donnent lieu à aucun trouble de la sensibilité, et qu'il faut, pour que ces derniers se produisent, que la lésion atteigne le faisceau direct, sensitif, de Meynert, situé à la partie postérieure de la capsule interne, faisceau dont la lésion donne lieu à l'hémianesthésie (Türck, Charcot, Vulpian, Veyssiére, etc.).

DEUXIEME PARTIE.

Parmi les auteurs qui ont le plus contribué à vulgariser en France l'opinion de Todd et de Carpenter, sur les fonctions des couches optiques, il faut citer en première ligne M. Luys. Dans un ouvrage plein de recherches anatomiquess du plus haut intérêt, et d'aperçus physiologiques ingénieux (1), cet habile observateur a réuni un certain nombre d'observations tendant à démontrer que les lésions isolées de la couche optique donnent lieu à des troubles constants de la sensibilité du côté opposé du corps. Ces observations, au nombre de trente-cinq, sont divisées en deux groupes. Le premier groupe comprend les cas dans lesquels les lésions portant à la fois sur les deux couches

(1) Luys. Recherches sur le système nerveux cérébro-spinal. Paris, 1865.

optiques, ont amené l'extinction de toutes les perceptions sensorielles; il ne renferme que deux observations : l'une est empruntée à Hunter (1), l'autre à Treviranus (2). Au deuxième groupe se rattachent des observations de lésions partielles des couches optiques ayant été suivies de perturbations dans l'élaboration des impressions sensorielles correspondantes; elles sont au nombre de 33.

Les observations citées par M. Luys, à l'appui de ses opinions, ne sont pas reproduites *in extenso* dans son ouvrage. La plupart sont résumées d'une façon tellement sommaire qu'elles échappent à toute critique. Voici, du reste, la reproduction textuelle des indications fournies par M. Luys (Recherches sur le système nerveux cérébro-spinal. Paris, 1865, p. 537, 538, 539).

Obs. — Faits observés par Serres. Quand la couche optique est détruite dans sa profondeur, la vision n'est perdue que lorsque la désorganisation pénètre au niveau du point de départ de la commissure molle. Anatomie du cerveau, t. II, p. 107.

Obs. II. — Ramollissement des couches optiques. Diplopie. Abercrombie. Maladie de l'encéphale et de la moelle épinière, p. 133.

Obs. III. — Destruction des couches optiques par un foyer purulent. Extinction de la vision. Ball. mémoire sur l'épilepsie symptomatique. Recueil de travaux de la Société médicale d'observation, Paris, 1859, fasc. VI, p. 113.

Obs. IV. Enfant de 11 ans. Cécité complète ; strabisme. Tumeur

(1) Observation de Hunter. Tumeur hématode des couches optiques. Lallemand, t. II, p. 396, abs. XII.

(2) Treviranus. Journal complémentaire du Dictionnaire des sciences médicales, t. XVII.

hydatique comprimant les couches optiques et principalement celle de droite. Faton. Bulletin de la Société anatomique, 1848.

Obs. V. — Homme 30 ans. Perte complète de la vision. La couche optique gauche est dilatée par une tumeur encéphaloïde du volume d'une petite pomme s'avançant dans la cavité ventriculaire après avoir déplacé le septième jusqu'à la couche optique droite. *Medical Times*, 1850, p. 622.

Obs. VI. — Cécité. Lésions des couches optiques. (Marcé, mémoire sur la démence sénile, *in Gazette médicale de Paris*, 1863, obs. XXI.)

Obs. VII. — Femme 27 ans. Vision à peu près perdue à droite, affaiblie à gauche. Induration au niveau de la couche optique gauche ; à droite, petite tumeur avoisinant la couche optique qui n'est pas, est-il dit, notablement altérée. Lancereaux. Mémoire sur l'amaurose. *Archives générales de Médecine*, 1864, p. 62.

Obs. VIII. — Cécité complète. 2 foyers d'époques différentes dans chaque couche optique. Observations d'Ant. Quaglius, par Lancereaux, *loc. cit.*, p. 202.

Obs. XIX. — Abolition de la vision à droite, pupilles peu mobiles. Apoplexie de la couche optique gauche. Cruveilhier. Anatomie pathologique, 32ᵉ livraison, p. 9.

Obs. X. — Œil gauche rouge et douloureux. Amblyopie. Les couches optiques paraissent dépravées. La droite présente dans sa portion centrale les traces d'un ancien caillot. (Gros et Lancereaux. Affections nerveuses syphilitiques.)

Obs. XI. — Apoplexie, yeux agités de mouvements convulsifs. Pupilles inégales, Coma, mort rapide. Hémorrhagie récente dans la couche optique. Hillairet. *Archives de médecine*, t. 1, 1858, p. 256.

OBS. XII. — Ramollissement de la couche optique droite ; pupilles très-dilatées. Andral, clinique, t. V, p. 422.

OBS. XIII. — Lésion directe. Amaurose de l'œil gauche. La pupille gauche est continuellement dilatée. Le centre de la couche optique gauche contient un caillot. Mackenzie, t. II, p. 813.

OBS. XIV. — Homme 50 ans. Hémiplégie du bras droit. Perte de la vision du même côté. Ancien foyer dans la couche optique gauche. Marcé. *Gazette médicale*, 1863, p. 24.

OBS. XV. — Affaiblissement de la vision ; foyer dans la couche optique. Marcé, mémoire cité, ob. XVII.

OBS. XVI. — Id., id. Anciens foyers de ramollissement dans chaque couche optique. Id., *loco cito*, obs. XVIII.

OBS. XVII. — Paralysie à gauche avec strabisme et perte de la vision. Ramollissement de la couche optique droite. Lallemand, lettre sur l'encéphale, t. I, p. 138.

OBS. XVIII. — Hémiplégie ancienne avec contracture à gauche. Diminution de la vue du même côté ; néoplasie dans la couche optique et le corps situé du même côté. Lancereaux, mémoire cité, p. 58.

OB s. XIX. — Obtusion de la sensibilité. Hémiopie, 2 petits foyers dans la couche optique gauche. Chaillon, Société anatomique, 1863, p. 72.

OBS. XX. — Enfant de 3 ans. Hémiplégie du mouvement et de la sensibilité. Vision pareillement abolie du même côté. Tubercule comprimant la couche optique droite. Garnter, Société anatomique, 1856, p. 328.

Obs. XXI. — Anesthésie générale et cécité. Cicatrices multiples dans les couches optiques des deux côtés. Marcé, mémoire cité, obs. XV.

Obs. XXII. — Paralysie complète du mouvement et de la sensibilité à droite. Foyer dans la couche optique du côté opposé sur la limite de séparation avec le corps strié. Cruveilhier. Anatomie pathologique, livraison 5ᵉ, in-folio.

Obs. XXIII. — Perte de la sensibilité et du mouvement à gauche. Foyer dans la couche optique intéressant les régions externes du corps. strié. Id., ibid.

Obs. XXIV. — Hémiplégie, perte de la sensibilité ; dilalation des pupilles. Ramollissement de la couche optique droite. Andral, clinique, t. V, p. 422.

Obs. XXV. — Exaltation de la sensibilité à gauche, avec cécité et affaiblissement musculaire à gauche, kyste hydatique du ventricule droit ayant effacé la couche optique correspondante. (Obs. déjà citée de Faton.)

Obs. XXVI. — Femme hémiplégique à droite. Quand on la pince du côté paralysé, elle dit qu'elle ne sent rien immédiatement ; ce n'est qu'au bout de quelques minutes qu'elle a la notion du point intéressé. Du côté opposé, la sensibilité est normale. Ramollissement circonscrit dans la couche optique gauche. Potain, Soc. anatomique, 1861, page 139.

Obs. XXVII. — Perte de la sensibilité et du mouvement du côté droit. Tubercule du volume d'une noix siégeant dans la couche optique gauche. Maisonneuve, Soc. anatomique, 1835, p. 39.

Obs. XXVIII. — Homme 58 ans. Engourdissement du côté gauche. Troubles subjectifs de la sensibilité. Les objets semblent onctueux gélatineux. Du côté de'la vision, illusion d'optique. Il semble au malade qu'il voit une multitude de personnes marchant avec activité. Ouïe parfois absente. La partie postérieure de la couche optique gauche est le siége d'une excavation jaune-brun. Le tissu ambiant est ramolli. Obs. de Bright, citée par Hillairet *in Moniteur des sciences*, 1861, page 391.

Obs. XXIX. — Homme atteint de surdité. puis de cécité subitement. Les couches optique sont trouvées jaunes et altérées. Lallemand, *loco citato*, t. II, p. 320.

Obs. XXX. — Femme 59 ans, aveugle, ayant discontinué de priser (probablement par suite de la disparition des facultés olfactives). Tumeur au devant de la selle turcique ayant réfoulé le plancher du troisième ventricule et pris place dans sa cavité. Les nerfs olfactifs rejetés en dehors sont comprimés mais non détruits. *Archives de médecine*, t. XXVl, 1831, p. 117.

Obs. XXXI. — Femme 68 ans. Amaurotique. Hallucinations. Tumeur sous-méningée ayant comprimé le pédoncule cérébral et la couche optique. (Moutard Martin, Soc. anat., 1845, page 41.)

Obs. XXXII. — Etat cataleptique passager d'un bras ; pupilles dilatées. Lésions des couches optiques. Andral, clinique, t. V, p. 455.

Obs. XXXII. — Femme hystérique. Insensibilité complète, yeux fixes et immobiles. Rigidité cataleptique des membres après les accès pendant trois jours. Hémorrhagie dans le lobe moyen. Les deux couches optiques présentent une coloration rouge brun. *Archives de médecine*, t. XI, 1846, p. 207.

Le nombre des observations citées par M. Luys, l'autorité du nom de leurs auteurs, ne peuvent suffire pour entraîner la conviction. Les travaux accomplis dans ces dernières années sur les localisations cérébrales, rendent nécessaire un contrôle sévère. Il convient de rechercher, avec soin, quels étaient exactement la nature des troubles de la sensibilité notés dans les observations cliniques, et, d'autre part, quelles étaient l'étendue et la topographie précises des altérations révélées par l'autopsie.

C'est à ce travail de critique que nous allons nous livrer.

Après avoir dit que l'expérimentation « prouve en définitive que le couches optiques jouent, à proprement parler, le rôle d'un véritable *sensorium commune* », M. Luys ajoute :

« Si ces faits sont bien conformes à la réalité des choses, il faut qu'en les soumettant au contrôle des faits pathologiques, nous obtenions des résultats concordants. Il faut, par exemple. que nous rencontrions des cas dans lesquels une lésion simultanée de ces deux noyaux de substance grise soit accompagnée de l'extinction totale des impressions sensoriales qu'ils sont chargées de recueillir ; il faut, d'autre part, que les destructions partielles de certains départements de leur masse soient pareillement suivies de troubles isolés du côté des appareils sensoriels à la périphérie. C'est à ces seules conditions que les données anatomiques que nous avons signalées pourront être données comme légitimement confirmées.

Nous avons été assez heureux, relativement au premier point, pour rencontrer une observation aussi complète que possible, la seule de ce genre qui existe vraisemblablement dans la science. Elle démontre de la façon la plus satisfaisante qu'une dégénérescence localisée exclusivement au tissu des couches optiques (un fungus hématode), a successivement amené l'abolition de toutes les perceptions sensorielles. Nous allons donner le résumé succinct de cette curieuse observation, et ensuite, fort de cette démonstration, passer en revue les principaux exemples de lésions isolées des couches optiques, suivies de troubles variés du côté des fonctions sensorielles. » (Pages 535, 536.)

Voici l'observation que nous copions textuellement dans le livre de M. Luys :

OBS. 1. — TUMEUR HÉMATODE DES COUCHES OPTIQUES.

Mlle A..., à l'âge de 17 ans, fut atteinte au début de l'année de 1820 d'une céphalalgie intense ; elle avait toujours eu une bonne santé et ne connaissait aucune cause à laquelle elle put attribuer son mal. En 1821 la douleur de tête devint plus intense ; elle occupait la droite et apparaissait avec des exacerbations. La malade éprouvait des vertiges, des syncopes, une grande frayeur des objets imaginaires de la, dureté de l'ouïe et de l'obscurcissement de la vue. Elle devint myope ; les objets lui apparaissaient plus grands qu'ils n'étaient, et parfois elle restait complètement aveugle pendant quelques secondes.

Elle ressentait de violentes douleurs à l'estomac, des nausées et des vomissements.

Elle éprouva successivement dans différentes parties du corps de violentes douleurs qui ne s'accompagnaient d'aucun symptôme d'inflammation extérieure. La santé déclina rapidement par suite de la continuité des vomissements. Le 31 août de la même année elle fut prise de convulsions avec strabisme et cris perçants, elles durèrent environ une demi-heure et furent accompagnées d'une période de stupeur : la vue se perdit insensiblement, à ce point qu'elle ne pouvait plus distinguer la lumière de l'obscurité, les pupilles étaient fortement dilatées, mais néanmoins encore un peu sensibles à l'action de la lumière ; la surdité avait aussi beaucoup augmenté ; en même temps la constipation était opiniâtre, les vomissements et les douleurs d'estomac continuels.

Peu à peu, à la suite d'attaques convulsives répétées, la vue et l'ouïe furent bientôt complètement perdues, puis il en fut de même de l'odorat ; le goût, s'il existait, était très-imparfait, elle désirait parfois certains aliments, mais elle se plaignait toujours qu'ils n'avaient pas de saveur.

Les symptômes persistèrent avec plus ou moins d'intensité jusqu'en février 1823, époque à laquelle l'estomac rejetait toute espèce de nourriture ; les forces de la malade allèrent en s'affaiblissant : les membres étaient à demi-fléchis et elle avait à peine la force de les mouvoir ; elle dormait les paupières à demi-ouvertes, les yeux se troublèrent ; il survint à l'œil gauche une inflammation qui détermina l'ulcération et l'opacité de la cornée ; elle n'accusa aucune douleur et ne s'aperçut même pas que cet œil était affecté ; elle ne pouvait avaler aucune substance nutritive qui ne fut à l'état liquide. La faiblesse allait croissant ; elle mourut le 5 octobre 1823, après avoir langui pendant plus deux années à la suite de la première attaque convulsive et près de quatre ans depuis le commencement de la céphalalgie.

Autopsie. — Les membranes étaient exemptes d'altérations ; la substance corticale était plus molle que de coutume, il y avait du liquide dans les ventricules, etc. Les couches optiques étaient augmentées de volume et irrégulières ; elles étaient converties en un tissu fongueux, que Hunter, qui a rédigé l'observation, considère comme un fongus hématode ; une incision longitudinale pratiquée suivant l'épaisseur d'une des couches optiques, offrait l'aspect d'un caillot sanguin. Les corps striés n'étaient pas altérés, les nerfs optiques offraient une teinte plus foncée qu'à l'ordinaire, mais leur texture ne semblait pas altérée, etc.

Si l'on se reporte au texte original de l'observation, on constate que le résumé donné par M. Luys est excessivement incomplet tant au point de vue de l'histoire de la maladie qu'au point de vue des résultats nécroscopiques. L'observation complète se trouve dans le deuxième volume de Mackensie (*Traité pratique des maladies de l'œil*, Paris, 1857). Comme

M. Luys lui accorde une importance capitale au point de vue des idées qu'il soutient, nous avons cru devoir la reproduire en entier, malgré sa longueur, telle qu'elle est dans le Traité de Mackenzie.

Miss M. A. fut atteinte de céphalalgie intense au début de l'année 1820 ; elle avait alors 17 ans. Elle était d'une constitution délicate, avait les cheveux et les yeux d'une nuance claire, un beau teint, et l'humeur douce et joyeuse. Elle avait jusqu'alors joui d'une bonne santé, était régulièrement menstruée, n'avait reçu ni coup ni blessure, et ne connaissait aucune cause à laquelle elle pût attribuer son mal. Elle fut soulagée par des moyens simples, et alla passer quatre mois dans le Cheshire, où elle prit beaucoup d'exercice ; elle fit même une fois assez facilement dix milles à pied, néanmoins son mal de tête ne la quitta jamais complètement. Peu de temps après son retour à la ville, la douleur devint très-gênante ; elle se trouva de nouveau bien des moyens qu'on lui prescrivit et d'un vésicatoire au cou. En janvier 1821, à la suite d'un retour grave de sa douleur, on lui appliqua des sangsues au front ; elle éprouva alors un intervalle de mieux comparatif assez long. En février, elle alla au bal, dansa pendant plusieurs heures, et parut s'amuser beaucoup ; elle ne consulta point de nouveau jusqu'au 30 mai suivant. Les symptômes s'étaient accrus rapidement, et sa douleur de tête avait pris un caractère plus que sérieux. Elle occupait d'ordinaire la tempe droite ; mais chaque matin elle subissait une exacerbation régulière telle que, pendant une heure ou deux, la malade se roulait sur son lit dans une véritable agonie ; la douleur diminuait ensuite et était supportable pendant le reste du jour.

Elle éprouvait des vertiges, des syncopes, une grande frayeur d'objets imaginaires, un état d'irritation nerveuse extrême, de la dureté de l'ouïe et de l'obscurcissement dans la vue.

Elle devint myope ; les objets lui paraissaient plus grands qu'ils n'étaient, et parfois elle restait complètement aveugle pendant quelques secondes. Son pouls était fréquent, sa peau chaude ; elle ressen-

tait de violentes douleurs à l'estomac ; des nausées et des vomissements.

Elle éprouva successivement dans diverses parties du corps de
violentes douleurs que n'accompagnaient aucuns symptômes d'inflammation externe ; tantôt c'était à la gorge , ce qui occasionnait
une gêne extrême de la déglutition ; tantôt à la poitrine, ce qui déterminait l'embarras de la respiration ; tantôt encore, en différents
points de la colonne vertébrale, surtout vers le cou, aux genoux, aux
chevilles, et aux poignets. On essaya les vésicatoires, les applications
froides sur la tête, le mercure à petites doses et sans déterminer la sa-
livation, et divers autres moyens; mais on n'obtint que peu de soula-
gement. Sa santé déclina rapidement ; les vomissements continuels
avaient déterminé une émaciation marquée.

Le 31 août 1821, pendant qu'elle était au lit, elle fut prise d'un
violent accès de convulsions, accompagné de strabisme et de cris perçants, qui dura environ une demi-heure, et la laissa dans un état de
stupeur. Le lendemain, elle avait perdu toute puissance sur son corps,
elle ne pouvait se lever ni même se tourner sur son lit; elle pouvait
encore remuer un peu les bras et les jambes; sa vue quoique très-
affaiblie, lui avait permis jusqu'à ce moment de reconnaître les objets ; elle se perdit alors au point qu'elle ne pouvait plus que distinguer la lumière de l'obscurité. Les pupilles étaient fortement dilatées
mais néanmoins encore un peu sensibles à l'action de la lumière. La
surdité avait aussi beaucoup augmenté. L'affaiblissement de la vue
et de l'ouïe avait d'abord commencé à gauche, côté opposé à celui
où existait, à l'origine, la douleur fixe. La constipation était opiniâtre, les vomissements et la douleur à l'estomac continuels, la céphalalgie intense, le pouls vite, la respiration précipitée, la peau chaude
et sèche, le sommeil tranquille et sans stertor. Dans l'espace de quelques jours, elle eut une nouvelle attaque semblable à la première ;
puis ces attaques se renouvelèrent avec plus ou moins de fréquence
et d'intensité, jusque peu de temps avant sa mort. Elle en avait parfois cinq ou six dans un jour; d'autres fois, plusieurs jours s'écou-
laient sans qu'elle en eût. Généralement, elles se déclaraient sans pro-

dromes ; elles paraissaient d'autresfois amenées par de légers efforts. Outre les attaques convulsives générales, elle éprouvait des soubresauts spasmodiques et des tressaillements dans différentes parties du corps. La vue et l'ouïe furent bientôt complétement perdues, puis il en fut de même de l'odorat; le goût, s'il existait encore, était très-imparfait. Elle désirait parfois certains aliments, mais elle se plaignait toujours qu'ils n'avaient pas de saveur ; rarement elle reconnaissait ce qu'elle mangeait.

Comme elle était privée de tous les organes des sens, « excepté du
« toucher, le seul moyen de communication que l'on pouvait avoir
« encore avec elle consistait à tracer avec le doigt des lettres sur ceux
« de la malade. Elle acquit rapidement l'habitude de reconnaître au
« toucher les personnes avec qui elle communiquait d'ordinaire, elle
« contracta une facilité extraordinaire à converser de cette façon, de-
« vinant les mots avant qu'ils fussent à moitié écrits. Lorqu'elle était
« éveillée, elle occupait constamment ainsi les personnes qui la soi-
« gnaient. »Elle aurait voulu se distraire au moyen de quelque occupation manuelle, mais ses bras étaient si faibles qu'elle n'en put supporter la fatigue. Son intelligence n'était point affaiblie, si ce n'est lorsqu'elle était sous l'influeuce de ses attaques. Elle paraissait connaître sa situation désespérée, et manifesta le désir que l'on ouvrit sa tête après sa mort. Elle montrait beaucoup de patience pendant ses souffrances, et témoignait même de la gaîté lorsque la douleur était modérée. Néanmoins, lorsqu'elle était éveillée, elle était rarement exempte d'une douleur intense dans la tête ; cette douleur était lancinante ou pulsative, mais n'occupait aucun point en particulier. La douleur qu'elle éprouvait à la partie supérieure et à la partie inférieure de la colonne vertébrale, la sensation de froid extrême dans le dos, et la douleur qui se faisait sentir dans le sein droit, puis dans le gauche, la tourmentaient aussi quelquefois excessivement. Les joues s'injectaient aussi parfois par places, la chaleur de la peau devenait excessive, et les démangeaisons intolérables. La langue était quelquefois chargée, mais le plus souvent nette. Elle n'avait point de soif. Lorsque les vomissements eurent cessé, l'appétit devint presque

insatiable, et elle reprit des chairs. Les yeux conservaient leur lustre, mais ils étaient complètement insensibles à la lumière, et les pupilles restaient largement dilatées.

Elle eut ensuite des attaques répétées de vomissements bilieux, qui la réduisirent chaque fois à un état de débilité extrême, dont elle se remettait avec une surprenante facilité. La constipation fut toujours opiniâtre, elle n'allait guère à la selle qu'au moyen des cathartiques. Elle passa une fois quatorze jours sans évacuation. La constipation amenait invariablement l'aggravation de tous les symptômes. Les règles cessèrent de paraître dès qu'elle garda le lit. Sa respiration était naturelle et facile ; la parole n'était point empêchée ; la voix était claire et distincte ; le pouls de 80 à 100, petit et généralement faible ; le sommeil facile et tranquille, si ce n'est qu'elle criait pour qu'on la retournât ; après quoi elle retombait immédiatement assoupie. Elle ne pouvait rester couchée sur le dos, ni sur l'un ou l'autre côté, ni dormir plus d'une demi-heure dans la même position ; de sorte qu'elle avait besoin d'une personne exprès pour la retourner. Si on ne le faisait point aussitôt qu'elle le demandait, elle était souvent prise d'un accès. Elle ne récupéra jamais la faculté de mouvoir son corps, et ne pouvait soulever la tête au moindre degré ; mais le sens du toucher resta parfait. On essaya plusieurs fois de la lever graduellement dans son lit, mais chaque tentative produisait une douleur considérable, et si l'on persistait on déterminait un accès. Les médicaments qu'on lui administra n'eurent d'autre but que de soulager ses souffrances, à l'exception d'une tentative que l'on fit pour mercurialiser le système ; mais les accès augmentèrent tellement pendant l'emploi de ce remède que l'on fut obligé d'y renoncer.

Les symptômes que nous venons de mentionner persistèrent avec plus ou moins d'intensité jusqu'en février 1823, époque à laquelle l'estomac rejetant toute espèce de nourriture, les forces de la malade commencèrent à faiblir. Aucune évacuation alvine n'avait lieu qu'à l'aide des lavements. Tout le système musculaire parut perdre sa tonicité, les membres étaient demi-fléchis et elle avait à peine la force de les mouvoir ; les lèvres étaient à demi-fermées, la bouche

pleine d'ulcérations aphtheuses, et les dents recouvertes de fuligino-
sités ; les traits du visage étaient déviés, elle dormait les paupières à
demi-ouvertes ; les yeux se troublèrent ; il survint à l'œil gauche une
inflammation qui détermina l'ulcération et l'opacité de la cornée. Elle
n'accusa aucune douleur, et ne s'aperçut même pas que cet œil était
affecté. Elle rendait les urines et les fèces involontairement. Elle ne
pouvait avaler aucune substance nutritive qu'elle ne fut à l'état liquide, et ce n'était alors qu'avec la plus grande difficulté. Elle fut
prise d'une toux fatigante, qui, à cause de son extrême faiblesse, la
menaçait souvent de suffocation. Les facultés intellectuelles commencèrent aussi à diminuer ; elle parlait peu, et seulement de ses douleurs. Son pouls était si faible qu'on le sentait à peine. Elle respirait
librement et dormait beaucoup. En septembre, il survint une légère
diarrhée. Elle pouvait alors à peine prendre de quoi se soutenir, et
l'émaciation était telle que la pression avait déterminé en plusieurs
endroits l'excoriation de la peau. Elle mourut le 5 octobre 1823.

Autopsie. Le cuir chevelu était légèrement œdématié, les os du
crâne extrêmement minces et plusieurs épines se projetaient au dedans
de la partie postérieure de chaque pariétal. Les membranes qui re-
couvraient le cerveau étaient exemptes de toute altération ; la substance du cerveau était plus molle que de coutume ; huit à dix onces
de liquide se trouvaient dans les ventricules ; la membrane qui ta-
pisse ceux-ci était d'un jaune sale. Les couches optiques étaient un
peu augmentées de volume ; et entièrement converties en une matière fongueuse que M. John Hunter, jun., qui a rédigé l'observation
considère comme étant de la nature du fongus hématode. Une section
longitudinale, pratiquée suivant l'épaisseur d'une des couches optiques, offrait exactement l'aspect d'un caillot sanguin. Les corps striés
n'étaient pas altérés, *mais la maladie s'étendait aux parties voisines du cerveau et du cervelet, en dessous, ainsi qu'au bord inférieur
et postérieur de la grande faulx du cerveau.* Les nerfs optiques
offraient une teinte plus foncée qu'à l'ordinaire, mais la texture n'en
semblait pas altérée. Les autres nerfs cérébraux n'offraient aucune
altération de structure. La moelle au moins toute la portion que l'on

peut examiner sans ouvrir le canal rachidien était parfaitement saine Il existait plusieurs rebords osseux à la base du crâne, et toutes les irrégularités étaient fortement marquées.

On ne trouve dans le thorax et l'abdomen aucune altération morbide, si ce n'est une quantité de petites concrétions biliaires..

MM. Lussana et Lemoigne (1), après avoir comme nous reproduit l'observation de M. Luys et complété ses lacunes, font les réflexions suivantes auxquelles nous nous associons pleinement :

« Les faits étant ainsi posés et complétés dans leur intégrité originelle, nous nous croyons autorisés à repousser les déductions que M. Luys en a tiré : « Cette démonstration irré-« futable établit de la façon la plus satisfaisante qu'une dégéné-« rescence localisée exclusivement au tissu des couches optiques « amène successivement l'abolition de toutes les perceptions « sensorielles. »

« Tout au contraire, le tact dans toutes régions du corps (excepté la zone assignée au nerf trijumeau) était conservé et maintenu si délicat et si exquis que la malade présentait la singulière faculté de parler par la palpation des lettres. En même temps, l'innervation du trijumeau était entièrement paralysée, mais elle n'a rien à voir avec les couches optiques. Cette paralysie des nerfs trijumeaux était parfaitement caractérisée par la complète insensibilité de la face, par l'inflammation ulcérative du bulbe oculaire, par le troublement de l'œil, par l'opacité de la cornée, par la paralysie vaso-motrice indiquée par le rougissement et la chaleur excessive aux joues par la céphalalgie intense, par la complète insensibilité du globe oculaire. »

(1) Lussana et Lemoigne, Recherches physio-pathologiques, in Archives de physiologie, 1877.

Nous ajouterons à ces critiques fort justes que les troubles de la vision observés chez la malade ne peuvent pas être rapportés à la lésion des couches optiques ; en effet, lorsqu'on lit avec attention l'observation de Hunter et qu'on examine la planche qui l'accompagne, on voit que la tumeur empiétait sur les parties voisines et s'étendait encore en arrière jusqu'à l'angle postéro-inférieur de la grande faux du cerveau ; ces faits paraissent avoir également échappé à M. Luys qui n'en fait pas mention ; or, pour se prolonger aussi loin en arrière, la umeur a dû comprimer d'abord les corps genouillés, les tubercules quadrijumeaux et l'origine des nerfs optiques, ainsi que l'espace perforé antérieur et les pédoncules cérébraux ; il ne s'agit donc pas ici d'une lésion localisée exclusivement au tissu de chaque couche optique, mais bien d'une lésion diffuse qui, par cela même, perd toute la valeur que lui attribuent les partisans de la théorie anglaise. Cette dernière critique peut également être appliquée à l'observation suivante empruntée à **Trevisanus** :

Obs. II. (1). — Enfant de 2 ans. Amaurose double. Surdité et absence du goût. Hydrocéphalie. Mort.

Autopsie. — Le corps calleux, les couches optiques et le corps strié ne forment plus qu'une masse homogène adhérente aux méninges. — Nerfs olfactifs mous. — Nerfs optiques pâles.

Cette observation, quelque incomplète qu'elle soit, ne peut rien prouver contre la thèse que nous soutenons, car si la couche optique et le corps strié ne formaient plus qu'une masse, la capsule interne était sûrement envahie dans sa totalité, et le faisceau sensitivo-sensoriel de la couronne rayonnante participait à la lésion.

Ainsi donc les deux observations de lésions totales des couches optiques *considérées comme des exemples de lésions absolument limitées au tissu des deux couches optiques* sont, au contraire, *remarquables par leur étendue et leur diffusion*, puisque dans le cas de HUNTER, le *fongus hématode avait envahi le bord inférieur et postérieur de la grande faux du cerveau et que le cervelet lui-même n'avait pas été respecté pas la tumeur*, et que, dans l'observation de TREVIRANUS, *le corps calleux, les couches optiques et le corps strié ne formaient plus qu'une seule masse*. Les symptômes observés, en outre, sont loin de concorder avec le rôle prêté aux couches optiques, car dans les deux cas, les couches optiques avaient subi une destruction complète, et cependant la sensibilité générale chez les deux malades était conservée dans toute son intégrité.

Les faits de lésions partielles et isolées de la couche optique ne sont pas plus concluants que les précédents. Nous allons passer successivement en revue tous ceux qui sont indiqués par M. Luys.

Faits relatés par Serres (1). — Pour Serres, la couche optique est le foyer de la vision chez l'homme, encore n'y concourt-elle pas en entier. « J'ai vu, dit-il, toute la surface supérieure détruite dans sa profondeur sans que la vision fût altérée ;... quand la couche optique est détruite dans sa profondeur, la vision n'est perdue que lorsque la désorganisation pénètre au niveau du point de départ de la commissure molle, cette commissure paraît être la limite de ce sens, d'après les faits que j'ai observés. Si les genonx sont détruits, la vue est perdue du côté opposé, l'altération d'un seul fait ne fait que l'affaiblir. »

Le siége des lésions indiqué par Serres corespond bien au

(1) Serres. Anatomie comparée du cerveau † II, p. 207.

centre optique de **M. Luys**; mais les données fournies par l'anatomie pathologique ne peuvent être d'aucune valeur, lorsque, au
lieu d'être appuyées sur des descriptions minutieuses, se
rapportant à des faits déterminés, elles ne sont que l'expression
du résultat de l'observation d'un certain nombre de faits qui
peuvent avoir été mal interprétés. D'ailleurs, une lecture attentive montre que *Serres* considère le point d'implantation de la
commissure molle comme une limite au delà de laquelle les
lésions de la couche optique demeurent sans effet, mais en
deçà de laquelle les troubles apparaissent et augmentent au
fur et à mesure que la lésion se rapproche des corps genouillés ;
il est permis de supposer que les altérations de ce point de la
couche optique, observées par Serres, s'étendaient jusqu'à ces
derniers.

Obs. III. (1) (*Résumé*). — Homme de 21 ans. Pendant 14 jours,
céphalalgie, vertiges, vomissements. Le 15ᵉ jour, diplopie. Le
17ᵉ jour, coma et strabisme. Pouls à 60. Le 18ᵉ jour, retour à la
connaissance. Le 19ᵉ, délire. Le 20ᵉ, délire, pouls petit et fréquent.
Mort.
Autopsie. — Ramollissement partiel du septum et des deux couches
optiques. Ventricules distendus par du liquide.

Lorsqu'il s'agit d'un point d'anatomie et de physiologie aussi
délicat que celui qui nous occupe, les observations nettes et
précises peuvent seules être mises en avant en faveur de l'une
ou de l'autre théorie ; celle-ci ne présente aucun de ces caractères. Les limites de la lésion ne sont pas déterminées, et d'ailleurs, le seraient-elles, cette observation ne permettrait pas
de considérer la couche optique comme un centre sensitif,

(1) Abercrombie. Maladie de l'encéphale et de la moelle épinière, p. 182.

puisqu'aucun trouble de la sensibilité générale et spéciale n'y est mentionné.

Obs. IV (1). (Résumé). — Rose B..., 35 ans. Service de Becquerel à la Pitié, entrée le 19 mars 1855.

Au milieu de la santé la plus parfaite, céphalalgie violente avec paralysie légère. Quatre mois plus tard, on constate un affaiblissement des membres avec affaiblissement de la vue. Il existe aussi un lé-ger embarras de la parole. Tous ces symptômes vont en s'accentuant. Deux mois avant la mort, accidents épileptiformes au nombre de 15 à 20 par jour ne durant pas plus de cinq minutes chacun. A partir de ce moment, l'abolition de la parole et de la vue ont été absolues et la céphalalgie à gauche portée au plus haut degré.

La sensibilité bien conservée à la jambe droite est fort obtuse à gauche. Point de sensibilité exagérée le long de la colonne vertébrale, point de douleurs sur le trajet de la moelle épinière.

Autopsie. — Crâne et dure-mère sains. On trouve un vaste foyer purulent voisin des séreuses cérébrales dont il n'envahit pas cependant les cavités. Vers la convexité de l'encéphale le pus a atteint la substance grise et proémine vers la pie-mère. Enfin le foyer se prolonge profondément sous le lobe antérieur sans atteindre en aucun point les nerfs optiques, soit à leur origine, soit dans le trajet.

Les couches optiques, les corps striés sont detruits.

Les nerfs optiques n'étaient le siége d'aucune lésion matérielle, mais nul doute, dit M. Ball dans l'observation, qu'ils n'aient subi une compression plus ou moins forte.

Dans cette observation, les seuls troubles de la sensibilité notés sont affaiblissement progressif de la vue, allant jusqu'à la cécité, et une diminution considérable de la sensibilité à gauche. Bien que les nerfs optiques aient été trouvés sains, nous

(1) Ball. Mémoire sur l'épilepsie symptomatique. Recueil des travaux de la Société médicale d'observation, 1859, p. 113.

Les jours suivants, vomissements répétés. Céphalalgie plus vive. Résolution des membres à gauche alternant avec des convulsions. Serrement des mâchoires par moments, tête renversée en arrière. Convulsions, contracture à gauche. Intelligence intacte jusqu'à la mort qui survient au milieu de convulsions affectant le côté gauche.

Autopsie. — Dans l'hémisphère droit on trouve une tumeur qui fait saillie sur la dure-mère. Ponctionnée en ce point, il s'en échappe une très-grande quantité de liquide. Le kyste occupe la partie supérieur et externe du ventricule latéral droit refouant d'une part les circonvolutions, déprimant de l'autre le corps calleux interposé au kyste et à la cavité du ventricule. L'énucléation de la tumeur montre qu'elle affecte des rapports intimes avec la couche optique qui se trouve en effet effacée en partie par le saillie adjacente.

Entre la cavité du ventricule et la loge que le kyste s'est creusée dans la masse cérébrale, on voit une saillie linéaire antéro-postérieure procédant de la partie postérieure de la couche optique, saillie qui pourrait être considérée comme le point d'implantation du kyste.

Il ne reste que des traces de la voûte à trois piliers. Le septième lucidum est détruit, la commissure molle a disparu.

Les ventricules communiquent et sont fortement dilatés par une notable proportion de sérosité transparente. Partout dans le cerveau la consistance est médiocre. Toute la base du crâne est remplie d'une notable proportion de sérosité.

La tumeur, qui est un kyste hydatique, a le volume du poing.

Dans cette observation, la couche optique droite était détruite, et le malade, au lieu de présenter l'anesthésie, à gauche, y accusait, au contraire, des douleurs très-vives. Les membres gauches étaient, en effet, le siége d'une hyperesthésie très-marquée.

Il a existé aussi des troubles de la vue; le malade a été aveugle pendant deux mois environ, puis la vue est revenue un peu du côté gauche, puisque le malade y voyait assez pour se conduire. Il n'est pas dit, dans l'autopsie, si les bandelettes des nerfs optiques, et ces nerfs eux-mêmes étaient altérés, si la tumeur comprenaient ou non les tubercules quadrijumeaux ; la chose est très-probable, car il s'agit ici d'un kyste hydatique, ayant le volume du poing, qui avait détruit la couche optique droite, la voûte à trois piliers, le septum lucidum et la commissure molle. En outre la consistance du cerveau était partout médiocre ; or est-il logique, en présence de lésions aussi complexes et aussi étendues, de rapporter aux seules altérations de la couche optique droite les troubles visuels présentés par la malade ?

Obs. VI (1). (Résumé). — Homme, 30 ans.

Maux de tête, grande diminution de la vue, tels sont les symptômes qu'il présenta à son entrée à l'hôpital. Six semaines ou deux mois avant d'y entrer (il avait toujours joui d'une bonne santé jusqu'à cette époque), il a souffert de maux de tête intermittents et remarqué que sa vue se troublait, il ne voyait plus les objets disctinctement. Ces troubles de la vision allèrent en augmentant, au point que le malade ne pouvait plus voir à une distance de quelques mètres.

Il remarqua toutefois que sa vue était meilleure certains jours que d'autres, et particulièrement mauvaise à la fin de la journée, lorsqu'il était couché. Son aspect était caractéristique de l'état dont il se p'aignait : les paupières ouvertes, le regard fixé en avant, les pupilles légèrement dilatées, mais régulières, l'action de l'iris régulière dans les deux yeux mais faible et limitée. L'impression des objets placés dans sa zone visuelle était perçue difficilement, et le malade était obligé de les fixer pendant quelques secondes avant d'en avoir la perception

Le malade ne pouvait délimiter le point de la tête où il souffrait. Vertiges. Bourdonnements d'oreilles. Pouls fréquent et irritable.

Mort deux mois après, dans le coma.

(1) Medical Times 1850, p. 622.

Autopsie. — Circonvolutions molles. Ventricules distendus imprégnés d'une sérosité claire, veines du plexus choroïde turgescentes. La couche optique gauche était distendue par une tumeur développée dans son intérieur. Tumeur grosse comme une petite pomme, de forme oblongue, à grand diamètre antéro-postérieure. Cette tumeur faisait saillie en haut dans le ventricule et en bas elle s'étendait jusqu'à la base du cerveau sans qu'on pût la voir à la surface ; de l'autre côté elle refoulait le tænia semi-circulaire et le corps strié en avant et en dehors ; à l'intérieur, elle avait repoussé la voûte à 3 piliers et le septum lucidum vers le côté opposé, et comprimait la couche optique droite. Partout ailleurs la substance cérébrale paraissait saine. Les nerfs optiques et leur chiasma ne présentaient rien de remarquable. Cervelet sain.

Le seul trouble de la sensibilité qu'ait présenté ce malade est n affaiblissement assez marqué de la vue ; or, avec une tumeur du volume d'une petite pomme, à grand diamètre antéro-postérieur, siégeant dans la couche optique, n'est-il pas vraisemblable que l'origine des nerfs optiques, tubercules quadrijumeaux et corps genouillés, avaient subi une compression ? Ce n'est encore pas un cas de lésion limitée à la couche optique.

Obs. VII (1). (Résumé). — Homme de 61 ans.

En 1860, paralysie du bras droit. Embarras de la parole. La même année, vertige suivi d'une chute sur l'épaule. Impossibilité de parler pendant plusieurs jours.

En 1862, entrée à Bicêtre. Grande faiblesse musculaire, marche lente et traînante. Embarras de la parole, absence de mémoire. Le malade radote, se dit empereur et se croit en prison.

Le 20 juin, cécité subite à la suite d'une congestion cérébrale. Pa-

(1) Marcé. Mémoire sur la démence sénile. Gazette médicale de Paris, 1863, obs. XXI.

ralysie incomplète à gauche. Le malade marche fortement incliné à gauche. Mort le 24 juin.

Autopsie. — Méninges injectées sans adhérence à la substance corticale. Altération de la base et de la convexité.

Vaste foyer récent de la partie postérieure de l'hémisphère droit.

Tout le lobe occipital est détruit par un caillot noirâtre du volume d'un œuf étendu du ventricule droit à la pointe de ce lobe. Autour, ramollissement rouge.

Du même côté, entre la couche optique et le corps strié, excavation pouvant contenir une châtaigne.

Dans l'hémisphère gauche, ancien foyer hémorrhagique ayant détruit toute la partie postérieure de la couche optique.

Ce malade, qui avait pendant sa vie présenté des signes de paralysie générale, mourut avec une hémiplégie incomplète gauche et de l'amaurose survenue subitement. Les lésions qui ont été constatées à l'autopsie peuvent être bien plus justement invoquées en faveur de la théorie que nous soutenons qu'en faveur de tout autre, car nous voyons que le foyer hémorrhagique occupait la capsule interne droite et le globe occipital cù se rendent et s'épanouissent les fibres sensorielles de la couronne rayonnante.

La seule lésion de la couche optique qui soit signalée, existait à gauche et à la partie postérieure de ce noyau gris, et par conséquent en arrière du point où M. Luys place le centre optique. Ce n'est donc pas encore là un cas de lésion isolée et bien limitée de la couche optique.

Obs. VIII. (1) (Résumé). — D. F. 32 ans, couturière, entre à l'Hôtel-Dieu, service de M. Rostan, le 7 septembre 1863.

Deux ans auparavant, douleurs névralgiques très-vives. Aliénée pendant six mois, puis retour a la raison.

(1) Lancereaux. Mémoire sur l'amaurose, in Archives générales de médecine 1864, p. 61.

Depuis un an, bras et main gauches complétement paralysés, un peu contracturés. Le membre supérieur droit est légèrement paralysé.

Sensibilité à peu près la même des deux côtés, cependant un peu meilleure à droite.

Paupière supérieure droite abaissée. Pupille droite dilatée, non contractile; l'œil du même côté est porté en dehors et distingue à peine les objets. Pupille gauche contractée au contraire. Œil gauche bon. Hémiplégie faciale incomplète à gauche.

Deux mois après, douleur violente à l'extrémité du membre supérieur droit. Céphalalgie. Torpeur voisine du coma. Mémoire affaiblie. Parole normale.

Pendant le mois de novembre, tous les deux ou trois jours, le malade perd connaissance, devient immobile et insensible, mais n'éprouve aucun mouvement convulsif; cela dure un quart d'heure.

L'état des pupilles varie peu, elles sont immobiles. La vue presque entièrement perdue à droite, est affaiblie à gauche.

A partir du 19 novembre, il cesse de parler, ne répond plus aux questions. Somnolence complète. La sensibilité est partout diminuée, mais bien plus à gauche; elle n'accuse de douleur de ce côté que quand on la pince fortement. Même état des pupilles. Pas de convulsions. Mort le 25 novembre.

Autopsie. — Crâne et méninges intacts. Cerveau et cervelet diminués de volume. Épanchement abondant de sérosité dans les ventricules. Les pédoncules et les pyramides n'offrent que des différences de volume insensibles. Les bandelettes des nerfs optiques sont aplaties, un peu molles. Bandelettettes et nerfs optiques, surtout à droite, sont complétement altérés. Le névrilemme est épaissi, les fibres nerveuses sont petites, granuleuses, la plupart sont rompues.

Du côté de la rétine droite, il existe une légère modification de la couche fibreuse.

La coupe de la portion supérieure des hémisphères, présente un léger pointillé noirâtre. Corps calleux intact. Ventricules latéraux dilatés et pleins de sérosité. Le ventricule droit est en outre déformé et présente un infundibulum de 1 à 2 centimètres d'étendue qui tient à la résorition en ce point d'une portion du corps strié.

La portion externe et postérieure du corps strié droit et une partie de la couche optique, sont le siége d'une induration ferme criant sous le couteau. A l'œil on ne peut pas préciser le point où s'arrête l'altération.

A gauche, une section du corps strié fait voir une tumeur rougeâtre, très-vasculaire, ayant un aspect érectile du volume d'une noisette. La couche optique gauche n'est pas notablement altérée.

Les troubles de la vue, notés dans cette observation, s'expliquent parfaitement par les lésions observées dans les bandelettes des nerfs optiques et dans ces organes eux-mêmes. Cette altération des nerfs optiques, beaucoup plus marquée à droite qu'à gauche, concorde avec les troubles plus marqués de la vision à droite qu'à gauche.

La sensibilité générale était partout diminuée, beaucoup plus à gauche qu'à droite; mais l'autopsie a révélé l'existence de lésions très-complexes. Le cerveau, en effet, présentait à la coupe un pointillé noirâtre, les ventricules latéraux étaient pleins de sérosité, le corps strié droit était détruit en partie et, à l'œil nu, il était impossible de préciser le point où s'arrêtait l'altération de la couche optique.

Obs. IX (1). — Jeune fille âgée de 20 ans, robuste, sanguine, est prise d'une apoplexie avec hémiplégie complète à gauche. Elle finit par se rétablir, mais quelques temps après et pendant une grossesse, elle est de nouveau atteinte d'une hémiplégie droite avec abolition du sens de la parole et cécité parfaite.

A l'autopsie, on constate une cicatrice d'apoplexie qui occupe

---

(1) Ant. Quaglino, p. 24. Delle amaurosi encephalo spinali e delle amauresi gangliari, cité par Lancereaux.

presque la totalité de la couche optique droite et un petit noyau d'apoplexie récente dans la couche optique gauche,

Il nous a été impossible de nous procurer l'observation originale, or, nous ne pouvons pas discuter nne observation aussi incomplète à tous les points de vue.

Malgré toutes nos recherches nous n'avons pas trouvé dans l'anatomie pathologique de Cruveilhier l'observation IX citée par M. Luys, nous ne pouvons donc pas la discuter ici.

Obs. X (1). Résumé. — Homme de 68 ans, entré aux Incurables, service de M. Hillairet, 1858.

A 20 ans, chancre, apoplexie, accidents syphilitiques secondaires.

Aujourd'hui 1ᵉʳ juillet 1858, céphalalgie, somnolence, paralysie du relever de la paupière droite, vue affaiblie.

Le 8 juillet. Affaiblissement du côté droit, anesthésie du même côté. Sous l'influence de l'iodure de potassium le mouvement et la sensibilité reviennent peu à peu et, le 1ᵉʳ septembre, le malade sort avec les membres du côté droit un peu faibles, la mémoire et l'intelligence un peu obtuses.

Le 27 septembre. Délire auquel succède, le 8 octobre, un coma profond. La connaissance revient peu à peu, mais les forces sont profondément dépréciées. Légère hémiplégie gauche. L'état général s'aggrave rapidement. Examinée le 30 octobre, la sensibilité est encore intacte.

Autopsie. — Pas de tumeur cérébrale. Œdème des méninges. Induration générale du cerveau. Ventricules distendus par de la sérosité. Couches optiques déprimées à leur partie supérieure. Celle du côté droit diminuée de volume, présente, dans ses couches centrales, une coloration jaunâtre et un léger ramollissement avec une petite cavité paraissant se rapporter à un ancien foyer de ramollissement.

____

(1) Gros et Lancereaux. Affections nerveuses syphilitiques. Paris, 1861, p. 242.

Dans l'observation qui précède, les troubles sensitifs constatés ont été, à une certaine période, de l'anesthésie et de l'amblyopie.

L'anesthésie du côté droit du corps, qui n'a duré qu'une quinzaine de jours, a coïncidé avec une hémiplégie incomplète qui siégeait aussi à droite. On ne peut donc invoquer pour l'expliquer les traces d'hémorrhagie constatées à l'autopsie dans la couche optique droite.

L'amblyopie fut aussi passagère, elle fut constatée à la suite d'accidents comateux et coïncida avec des signes de paralysie du moteur oculaire commun (paralysie du releveur). Bien que la mydriase ne soit pas signalée dans l'observation, il est possible qu'elle ait existé et contribué à obscurcir la vue.

Dans cette observation les troubles de la sensibilité ne furent ni assez prononcés, ni assez durables pour être rapportés à une lésion localisée et paraissent pouvoir être expliqués aussi bien par l'œdème des méninges et la cerébro-sélérose, qui fut constatée à l'autopsie, que par la lésion peu étendue et si souvent rencontrée dans d'autres cas, de la couche optique droite.

L'observation XI citée par M. Luys n'existe pas dans les Archives de médecine 1858, t. 1, page 256; il nous a été absolument impossible de nous la procurer.

Obs. XI (1). (Résumé). — Homme, 30 ans, forte constitution, est pris le 4 novembre, sans cause connue, d'une roideur à la nuque; sa tête se renversa en arrière, et bientôt le tronc lui-même fut entraîné dans cette direction; cet emprosthotonos alla en augmentant les jours suivants: le 16 novembre, le malade entra à la Charité. Voici à cette époque, quel était son état :

La tête, fortement renversée en arrière, était maintenant constam-

(1) Andral. Clinique, t. V, p. 435.

ment dans cette position, le malade ne pouvait la porter en avant, ni l'incliner à droite ou à gauche. Le tronc était fortement arqué, de telle sorte que le milieu du dos ne reposait pas sur le lit. Douleurs vives à la nuque, ne s'exagérant pas à la pression. Léger trismus des mâchoires. Mouvements des membres parfaitement libres. Intelligence nette. Pas de fièvre, aucun trouble du côté des voies digestives.

Le 19. Le renversement de la tête persiste ainsi que le trismus ; de plus, les muscles des membres et ceux des parois abdominales, présentent un peu de rigidité. Douleurs dans les bras.

Le 20. Le renversement de la tête persistait, mais elle était en même temps inclinée à gauche. La rigidité des parois abdominales et celle des membres ont disparu, mais le membre thoracique gauche a perdu toute faculté de se mouvoir ; soulevé, il retombait comme une masse inerte ; la peau qui le recouvre pouvait être fortement pincée sans que le malade accusât la moindre douleur, il avait les yeux fermés et paraissait dormir, mais on le tirait de son assoupissement en lui parlant. Réponses justes ; il ne sent pas du tout le bras paralysé. Pouls assez fréquent. Dans la journée, mouvements convulsifs à plusieurs reprises, du membre paralysé.

Le 21. Assoupissement plus profond. Pupilles très-dilatées se resserrant à la lumière. Paralysie du bras gauche aussi prononcée que la veille.

Retour des mouvements convulsifs qui se généralisent à la face et aux deux côtés du corps.

Les deux jours suivants, pas de convulsions. Bras gauche dans la résolution. Continuellement assoupi. Interpellé, il ouvrait les yeux, faisait effort pour répondre, mais ne pouvait rien articuler. Pupilles très-dilatées se resserrant encore par l'impression de la lumière.

Le 24. Agitation. Cris. Convulsions violentes généralisées à tout le corps. Mort.

Autopsie. — Pie-mère partout vivement injectée, il en est de même de la couche grise superficielle des circonvolutions. Ventricules latéraux distendus par de la sérosité limpide ; la partie postérieure de la voûte à trois piliers est transformée en une bouillie d'un blanc mat,

diffluente. Ramollissement rougeâtre de la couche optique droite, à
sa partie moyenne. Près de sa périphérie, le ganglion a repris toute
sa consistance. Rien d'anormal dans le reste de l'encéphale.

Le membre supérieur gauche était anesthésié, les pupilles
étaient très-dilatées, tels sont les troubles sensoriels notés. Mais
les pupilles étaient encore sensibles à l'action de la lumière,
et, de plus, la pupille droite présentait les mêmes anomalies
que la pupille gauche, cependant, seule, la couche optique
droite était lésée. Quant à l'anesthésie, limitée au membre
supérieur, elle n'a aucune valeur, car l'autopsie relate des
altérations complexes de l'encéphale, et que la limite des altérations de la couche optique n'est pas assez précisée pour
qu'on puisse affirmer que la capsule interne n'était pas touchée.

Obs. XII (1) (Résumé). Ann. Nowlau, âgée de 43 ans, entre dans
le service de M. Ladr., avec les symptômes suivants :

Céphalalgie sus-orbitaire, très-intense, pouls à 100, faible, langue
chargée, nausées, etc. La malade était depuis longtemps sujette à la
céphalalgie, pas de paralysie; pas de trouble de la parole. Le traitement mercuriel fit disparaître la céphalalgie qui reparut dès qu'on
le supprima; on y revint et la céphalalgie disparut de nouveau. C'est
alors que la malade appela pour la première fois l'attention de
M. Law sur un affaiblissement de la vue de son œil gauche, dont
elle pouvait se servir parfaitement à l'époque de son entrée à l'hôpital. On trouva la pupille dans un état de dilatation permanente; et
malgré plusieurs vésicatoires saupoudrés avec de la strichnine, l'œil
devient complétement amaurotique.

Quelque temps après, alors que depuis longtemps la malade n'avait
plus de céphalalgie, elle fut prise d'une attaque soudaine. On la
trouva dans un état d'insensibilité complète; quoiqu'on pût faire la
malade mourut deux neures après son attaque.

(1) Mackensie, t. II, p. 813.

Autopsie. — Les vaisseaux du cuir chevelu et les vaisseaux superficiels du cerveau étaient fortement congestionnés. On trouva 6 onces de sang épanché à la base du cerveau. Un caillot volumineux occupait la place du locus perforatus, ou plancher du 3ᵉ ventricule. — Les deux pédoncules cérébraux étaient allongés et déplacés et leur consistance diminuée par suite de la violence qu'ils avaient essuyée. Les ventricules latéraux étaient détendus par deux caillots de sang qui se trouvaient en contact l'un avec l'autre, par la destruction du septum lucidum. La couche optique droite était à l'état normal; le centre de la gauche ramolli et déchiré, contenait un caillot sanguin. L'artère basilaire était saine, mais les artères moyennes du cerveau présentaient plusieurs points ossifiés. Les nerfs optique paraissaient complétement sains.

Il n'est noté dans cette observation aucun trouble de la sensibilité générale, et la couche optique gauche renfermait un caillot sanguin. De plus, l'amaurose siégeait à gauche, et cependant la couche optique droite était parfaitement saine.

Obs. XIII (1). (Résumé). Bertheaune, 50 ans, entré le 5 mai 1861 à Bicêtre, service des aliénés.

Il y a deux ans, cet homme a eu une première attaque d'apoplexie avec paralysie complète du bras droit et perte de la vue. Au bout de trois mois les mouvements reparurent en grande partie et la vue devint à peu près normale.

8 mois après, nouvelle attaque sur laquelle on n'a pu avoir de renseignements, mais à la suite de cet accident le malade dut être transféré à Charenton, puis à Bicêtre. On ne sait pas si les attaques apoplectiformes se reproduisirent à Charenton.

Le malade est d'une forte corpulence, d'une grande taille, figure colorée, niaise et béate; rires et pleurs sans motif, ne peut répondre

(1)Marcé. Mémoire sur la démence sénile, in Gazette médicale. 1861, n. 36.

à aucune question, reconnaît à peine ses parents. Pas d'idée délirante. Pas de hémiplégie appréciable ni à la face ni aux extrémités. Langue non déviée. Démarche incertaine, titubante. Sensibilité partout obtuse sans être abolie. Evacuation involontaire de l'urine et des matières fécales.

15 mai. — Le malade se promenant dans la cour tombe sans connaissance et meurt une demi-heure après.

Autopsie. — Pie-mère épaissie, infiltrée de sérosité, s'enlevant très-facilement. A gauche, à la partie extérieure et saillante du corps strié une hémorrhagie récente de la grosseur d'une noisette recouverte par un opercule de substance grise.

En arrière à la partie inférieure et moyenne de la couche optique une cicatrice jaunâtre de 1 cent. 1|2 d'étendue. Dans le même hémisphère, ramollissement rouge des circonvolutions situé à la face postérieure et inférieure de la corne postérieure gauche; il a 3 centimètres de diamètre et offre une teinte rougeâtre pénétrant à plusieurs millimètres de profondeur et comprenant 4 petites circonvolutions. A droite foyer très-ancien, situé dans le corps calleux et au-dessus du ventricule latéral droit. Dans l'intervalle qui sépare la couche optique droite du corps strié la substance cérébrale est rougeâtre, éraillée et ramollie; même altération à la partie inférieure du lobe cérébelleux droit.

Enfin on trouve aussi une dégénérescence très-prononcée et une destruction de toutes les cellules nerveuses des deux couches des circonvolutions cérébrales.

Lésions complexes, diffuses de l'encéphale. Troubles visuels bi-latéraux, sensibilité simplement obtuse, tel est le résumé de cette observation.

Obs. XIV, (1). Saunier, 72 ans, entré à Bicêtre le 2 juin 1862.

Attaque d'apoplexie, avec perte de connaissance et abolition de la

(1) Marcé. Loco citato. Observ. XVII.

parole, il y a quatre ans; il est resté faible d'esprit depuis. 4 mois avant son entrée à Bicêtre 2ᵉ attaque, après laquelle il resta incapable de travailler, n'ayant aucune conscience de ce qui se faisait; on n'a pu savoir si l'un des côtés du corps avait été paralysé.

3 juin. — Aspect cachectique, parole mal articulée, confuse. Pas de déviation de la langue ni d'hémiplégie faciale, serre moins fort de la main droite que de la main gauche. Evacuations non involontaires.

Ne peut dire son âge, ne sait pas où il est, pas d'idée délirante. 11 juin, même état, serre également fort des deux mains. 1ᵉʳ novembre, aggravation progressive de tous les symptômes; marche difficile, fatigue rapide, pas de délire, iucohérence dans les paroles.

Mort le 3 novembre, après une congestion pulmonaire hypostatique.

Autopsie. — Poids du cerveau, 1,330 grammes.

Membranes opaques un peu épaissies. Le tronc basilaire, les artères cérébelleuses sont distendues par des caillots fibrineux, denses, résistants, qui, par places, oblitèrent complètement le vaisseau. Ramollissement hémorrhagique à gauche, à la base du cerveau, en arrière de la scissure de Sylvius. Teinte ecchymotique des parties voisines. A droite foyer de ramollissement capable de loger une noisett mais commençant à se cicatriser au point de jonction des corps strié et des couches optiques. Circonvolutions jaunâtres, mais très peu atrophiées.

Observation citée par erreur. (Pas de lésion de la couche optique, pas de troubles de la sensibilité).

Obs. XV (1) (*Résumé*). — Faugère, 65 ans, tailleur, entre à Bicêtre 3 février 1862.

Il y a 2 ans hémorrhagie cérébrale avec perte de connaissance et hémiplégie du côté gauche. 15 jours plus tard, nouvelle attaque suivie d'une troisième à une époque indéterminée.

____

(1) Marcé. Loco citato. Observ. XVIII.

14 février : Etat actuel. Le malade peut rendre compte de ce qu'il éprouve ; mémoire affaiblie, il confond les dates et pleure sans motif.

Céphalalgie persistante. Bouffées sanguines vers la tête ; hémiplégie relative à gauche ; la pointe de la langue se dévie un peu à droite ; affaiblissement de la vue, constipation et gêne dans l'excrétion urinaire.

1er mars, même état. Constriction plus énergique avec le bras gauche qu'avec le droit constatée à l'aide du dynanomètre. Mort le 27 juillet d'une congestion cérébrale.

Autopsie. Membranes épaissies, opaques, très-vasculaires, sans aucune adhérence avec les parties sous-jacentes ; circonvolutions peu atrophiées, parsemées de nombreux points d'apoplexie capillaire de date récente.

Hémisphère gauche. En arrière du centre ovale et du lobe sphénoïdal, en dehors du ventricule, large cicatrice dont les parois sont réunies par une membrane d'un gris jaunâtre assez résistante.

Du même côté, deux foyers contigus dans la couche optique et le corps strié.

Hémisphère droit. Dans le lobe postérieur, énorme foyer capable de loger une petite pomme situé sur les limites du ventricule latéral dont il est séparé par la membrane séreuse. Les parois de cette cavité sont molles et pulpeuses ; dépression cicatricielle à la surface du corps strié et de la couche optique; autre lacune plus volumineuse dans l'intérieur de cette dernière.

Le seul trouble constaté consiste dans un affaiblissement léger de la vue; or le malade est un vieillard de 75 ans et à cet âge, la vue est généralement affaiblie. De plus l'autopsie a révélé l'existence de lésions complexes et diffuses du cerveau.

Obs. XVI (1) (*Résumé*). — Bourgouin Marie, 70 ans. Sujette à de fréquentes douleurs de tête, et en 1817 de fréquents étourdissements,

____

(1) Lallemand. Recherches sur l'encéphale, p. 138.

tombe même un jour sans connaissance, mais au bout de quelques instants peut se relever seule et reprendre le lendemain ses occupations.

Au commencement de novembre 1818, céphalalgie ; pesanteur de tête ; étourdissements fréquents, fourmillements dans les membres, enfin le 7 novembre, perte de connaissance à la la suite de laquelle la malade s'aperçut qu'elle avait perdu la faculté de mouvoir les membres du côté gauche, et de percevoir la sensation des objets extérieurs.

Entre à l'Hôtel-Dieu le 9 novembre. Etat actuel : face tuméfiée, œil gauche recouvert par la paupière supérieure paralysée, dilatation considérable et immobilité de la pupille, perte de la vision ; œil droit ouvert, pupille mobile, point dilatée, vision distincte, distorsion de la bouche tirée vers l'oreille droite ; déviation de la langue à gauche lorsqu'elle sort de la bouche ; large ecchymose étendue de l'oreille gauche à la base de la mâchoire inférieure et au sourcil (la malade était tombée sur une chaise ; paralysie complète du mouvement et du sentiment des membres du côté gauche, avec douleurs lancinantes, très-vives, qui reviennent de temps en temps spontanément, céphalalgie intense et gravative rapportée aux deux tempes, parole facile, réponses justes ; excrétion volontaire des urines.

Le lendemain 4º jour de la maladie, persistance des mêmes symptômes ; douleurs pongitives dans le bras paralysé, quoique la peau soit insensible.

5º jour. Rémission des symptômes ; langue humide, sortant sans se dévier, mouvements plus faciles des membres paralysés ; mêmes symptômes du reste.

6º jour. Point de céphalalgie. Douleurs assez vives à l'œil gauche sens aucune altération apparente ; retonr à la sensibilité du côté paralysé.

7º jour. Etourdissements ; vertiges tendance à l'assoupissement.

8º jour. Retour des douleurs dans les tempes, raideur du bras gauche.

9º et 10º jours. Mieux être général, mouvements des membres paralysés plus étendus; plus libres : cessation de la paralysie de la paupière supérieure gauche, léger retour de la vision.

11° jour. Œil droit rouge et douloureux. Céphalalgie rapportée au fond de l'orbite.

Du 12° au 15° jour. Tous les symptômes fâcheux disparaissent complètement, la sensibilité et le mouvement augmentent de jour en jour, la vision est distincte. Toujours céphalalgie vive, vers les tempes surtout. La malade regarde spécialement les objets situés à sa droite, réquentes illusions d'optique.

17° jour. Céphalalgie intense ; raideur permanente et flexion du bras paralysé.

18° jour. Coma profond, prostration, insensibilité absolue, les bras soulevés retombent comme des masses inertes.

19° jour. Persistance des mêmes symptômes.

20° jour. Mouvements convulsifs dans les deux bras toujours paralysés.

21° jour. Mort à 8 heures du matin, les mouvements convulsifs n'ont cessé qu'une heure avant la mort.

Autopsie. Cerveau petit, pie mère un peu injectée en arrière dans une étendue de six lignes de diamètre ; l'hémisphère droit du cerveau est mou et comme fluctuant ; on l'incise et on trouve la paroi supérieure du ventricule droit considérablement ramollie, ainsi que la couche des nerfs optiques et une portion du corps strié; les vaisseaux qui se rendaient à ces parties, s'en séparaient très-facilement ; la substance cérébrale, en cet endroit et jusqu'à la partie inférieure du lobe postérieur du même hémisphère, était réduite en une bouillie moins blanche que la substance médullaire du cerveau dans l'état sain. L'hémisphère gauche était plus consistant en général ; cependant, une altération semblable à celle qui intéressait le droit se remarquait à sa partie supérieure et à la voûte à trois piliers.

La membrane séreuse du ventricule ne paraissait pas altérée sur le corps strié ; mais dans tous les autres points de cette cavité qui était ramollie, on ne distinguait plus l'arachnoïde, elle semblait détruite ; les plexus choroïdes de l'un et de l'autre ventricule étaient sains. La partie inferieure de l'hémisphère gauche était aussi consistante qu'à l'ordinaire. Pas d'épachement dans les ventricules, pas de caillot dans la substance du cerveau.

L'autopsie montre ici des lésions très complexes et remarquables par leur diffusion, qui ont sûrement atteint la capsule interne dans son tiers postérieur du côté droit.

OBS. XVII. (1) RÉSUMÉ. — Femme B. entre à a Pitié e 16 octobre 1861. Atteinte d'une hémiplégie gauche qui date de 8 à 9 ans, survenue sans perte de connaissance, avec une perte de la parole qui dura environ six semaines; la malade quelque temps après avait pu reprendre son travail, mais en traînant toujours la jambe.

Vingt-cinq jours avant son entrée à l'hôpital, la paralysie s'aggrava, le mouvement fut presque complètement aboli à gauche, et, quelques jours plus tard, elle ne pouvait retenir ses matières.

Au moment de son entrée elle répondait bien aux questions qu'on lui posait, délire par moments. La sensibilité était conservée, bras et jambes gauches maintenus dans la flexion par une sorte de rétraction musculaire ; ils sont atrophiés. Aucun trouble important des sens, à part une diminution de la vue de l'œil gauche. La malade fut prise d'eschares profondes à la région sacrée et mourut le 28 novembre 1861.

Autopsie. — Os du crâne et dure-mère intacts. Le cerveau ne remplit qu'une partie de la cavité crânienne, le reste de cette cavité est comblé par un liquide séreux. Le lobe droit est plus petit que le gauche ; mesuré d'avant en arrière, le lobe droit offre 15 centimètres de longueur, tandis que le gauche en a 16. Sa circonférence, qui n'est que de 17 centimètres immédiatement derrière la couche optique droite, est de 19 à gauche. L'altération principale porte sur la couche optique, le corps strié, une portion du corps calleux et de

____

(1) Lancereaux. Mémoire sur l'amaurose, in Archives de médecine, 1864, p. 58.

la corne sphénoïdale de l'hémisphère droit. Le lobe antérieur paraît absolument sain.

Le corps strié a presque complètement disparu ; il ne fait plus au- une saillie à la surface ventriculaire. En avant et en dehors, on y rencontre une substance molle, jaunâtre, qui, à la coupe, paraît en occuper la plus grande partie et envahit en même temps la couche optique. Cette altération consiste dans la présence d'une épaisse membrane d'un jaune sale, un peu rouillée, sans contour sé- reux, qui s'étend vers la couche optique et le corps calleux, et paraît plus récente en ces points.

Partout il est difficile de la séparer de la substance cérébrale qui est d'ailleurs ramollie à son voisinage. Ventricules cérébraux dila- tés. La bandelette optique droite est plus mince et plus aplatie que celle du côté opposé ; au microscope, elle présente des fibres ner- veuses, les unes à peine altérées en apparence, mais plus faibles ; les autres grisâtres et granuleuses ; on aperçoit sous le champ du mi- croscope un grand nombre de petits corps granuleux. Le tubercule mamillaire correspondant est manifestement plus petit que sa con- génère d'un tiers environ.

Le pédoncule cérébral droit est d'un quart moins volumineux que le gauche ; il en est de même pour la protubérance et la pyramide ; dans la moelle, c'est le cordon antérieur gauche qui est atrophié

Chez cette malade la sensibilité générale a toujours été par- faite, on a constaté une simple diminution de la vue à gauche, malgré la destruction complète de la couche optique droite, qui, d'après la théorie anglaise aurait dû produire une hé- mianesthésie complète de tout le côté gauche du corps.

Obs. XVIII. (1) Resumé.— Femme entrée à l'hôpital des Ménages le 18 mai 1860. A son entrée on constata un embarras de la parole con- sécutif à une congestion cérébrale.

(1) Chaillou. Bulletins de la Société anatomique, 1863, p. 70.

En septembre 1860, congestion cérébrale, perte de connaissance, coma. Mouvements volontaires impossibles, mais sensibilité conservée. Revenue à elle, elle raconta qu'antérieurement elle avait, à la suite d'étourdissements, éprouvé des symptômes analogues, et qu'elle avait conservé une diminution de la sensibilité des membres du côté gauche et des troubles de la vision qui étaient déjà anciens. Elle ne pouvait plus voir deux objets faiblement éloignés l'un de l'autre, et n'apercevait qu'une moitié de la figure des gens qui la regardaient. Après les accidents de septembre 1860, il resta à la malade un affaiblissement de la main droite. Sensibilité obtuse sur toute la moitié gauche du corps. Piqûre, pincement, chatouillement faiblement sentis de ce côté. La vue s'étendait assez loin, mais le champ de la vision était très-rétréci, et deux objets espacés de 20 à 50 centimètres n'étaient aperçus qu'à la condition d'être regardés l'un après l'autre. L'hémiopie existait toujours.

En janvier 1863, nouvelle attaque, puis amélioration, et enfin mort subite le 17 février.

Autopsie. — Sinus longitudinal [supérieur gorgé de sang. Artère vertébrale gauche obturée par un caillot au niveau du point où elle pénètre dans le crâne. Membranes du cerveau sains. La circonvolution formant en arrière la scissure de Sylvius est atrophiée. A la face interne du. lobe postérieur gauche du cerveau existait une large perte de substance. Les circonvolutions et la substance blanche avaient disparu, et le ventricule n'était formé que par le tissu de l'épendyme épaissi et recouvert de quelques débris celluleux, vestiges de la portion détruite. Du même côté, dans la partie postérieure de la couche optique, se trouvaient deux petits foyers linéaires de ramollissement situés l'un au-dessous de l'autre, le 1er de 4, le 2e de 6 millimètres de largeur.

A gauche aussi le corps strié vers sa partie inférieure et dans sa couche grise renfermait une cavité de 2 centimètres 1|2 de largeur, à parois brunes contenant du sang. A la partie inférieure du lobe droit du cervelet existe une dépression, un enfoncement de la couche corticale, et en pratiquant une coupe de la protubérance à la circonférence de l'organe, on trouvait une excavation irrégulière ayant détruit la substance blanche dans une longueur de 3 centimètres sur 3 centimètres de hauteur.

Les seules lésions de la couche optique relatées dans l'autopsie siégeaient à gauche ; or, les troubles sensitifs, constatés pendant la vie (hémianesthésie), affectaient aussi le côté gauche du corps. Or, il est bien établi que les lésions de la couche optique produisent toujours des phénomènes croisés, on ne peut donc pas invoquer cette observation en faveur de l'opinion qui considère les couches optiques comme le centre commun de la sensibilité spéciale, car s'il en était ainsi, c'est une hémianesthésie de tout le côté droit du corps qui aurait dû se produire.

Obs. XIX. (1) Résumé. — Gateau, Charles-Etienne, 3 ans, entre à l'hôpital des Enfants le 2 février 1856.

Convulsions un an avant, à la suite desquelles hémiplégie gauche qui a été en augmentant pendant 4 mois.

Aujourd'hui, hémiplégie moindre. Mouvements des membres gauches possibles mais incertains et faibles. La sensibilité semble moins grande à gauche qu'à droite. A la face le côté gauche est également paralysé. L'œil se ferme bien. Il y a quinze jours, la paupière gauche s'est abaissée, la pupille s'est dilatée, et aujourd'hui la vision est abolie de ce côté. L'enfant accuse une céphalalgie vive siégeant à la région occipitale.

Les 6-7-8 février. Bras gauche contracturé avec quelques secousses dans les bras. Assoupissement, somnolence.

Le 25. Somnolence plus marquée. Ophthalmie double.

Le 28. Tremblement particulier du bras droit. Mort.

Autopsie. Un peu de sérosité dans les ventricules et sous l'arachnoïde. — En soulevant la voûte à trois piliers, on aperçoit dans le troisième ventricule une tumeur du volume d'une noix occupant surtout la

(1) Garnier. Bulletins de la Société anatomique, 1856, p. 327.

couche optique droite et envahissant un peu la gauche, tumeur ayant aspect qui rappelle celui des tubercules.

Le pédoncule cérébral droit est en partie envahi par la production un morbide.

La lésion trouvée à l'autopsie consiste en une tumeur du volume d'une noix qui occupe la couche optique droite, empiète un peu sur celle du côté opposé, et qui a enfin envahi aussi le pédoncule cérébral droit ; il s'en faut par conséquent de beaucoup que ce soit un exemple de lésion limitée à la couche optique ; le seul fait que le pédoncule cérébral droit a été envahi par la production morbide suffit pour expliquer l'existence de l'hémianesthésie constatée à gauche.

Obs. XX. (1), *Résumé*. — Fourneset, 57 ans entre le 19 sept. 1861 à l'hospice de Bicêtre.

Attaque d'apoplexie il y a 5 ans avec perte passagère de la parole et affaiblissement momentané de la mémoire.

Retour à l'état normal 15 jours après cette attaque, 15 ou 17 mois après, nouvelle attaque avec hémiplégie à gauche, passagère.

Plus tard et à 1 ans d'intervalle, troisième et quatrième attaque s'accompagnant toujours de paralysie à gauche, et empêchant le malade de travailler.

Faiblesse générale avec hémiplégie relative à gauche, s'étendant à la face, au bras et à la jambe. Le malade marche encore, mais les reins cambrés. Anesthésie générale ; mémoire affaiblie ; enfantillage ; tendance à se vanter mais sans délire ambitieux.

14 novembre, dans la nuit, congestion cérébrale, chute et perte de connaissance passagère, cécité, hyperesthésie générale, facies injecté ; Le lendemain la cécité persiste, mais le malade placé dans le décubitus dorsal ne peut ni se lever, ni faire un mouvement ; Trouble profond des facultés intellectuelles.

(1) Marcé. Loc. cit. Observ. XV.

Mort le lendemain.

Autopsie. Poids du cerveaux 1,110 grammes. Membranes épaisses, opaques.

Les artères de la base du crâne ont l'aspect de cordons blanchâtres résistants. Caillot fibrineux oblitérant l'artère cérebelleuse inférieure gauche. Ramollissement de toute la partie inférieure du lobe gauche du cervelet.

Tout le lobe postérieur de l'hémisphère droit est désorganisé par un vaste ramollissement qui pénètre jusqu'à la substance blanche. induration de cette substance blanche au niveau du centre ovale. Autre foyer de ramollissement dans l'hémisphère gauche au fond de la scissure de Sylvius; cicatrices multiples dans les corps striés et les couches optiques des deux côtés, ainsi que dans les parties centrales du cervelet; rien dans la protubérance.

Circonvolutions rugueuses, anémiques, amaigries, offrant une teinte jaunâtre caractéristique.

Ce malade, après avoir présenté une anesthésie générale, a offert, deux jours avant sa mort, une hyperesthésie également générale. De plus, la cécité n'est survenue que le 14, veille de la mort; enfin l'autopsie a fait constater des lésions multiples et considérables de l'encéphale, qui enlèvent toute valeur à cette observation.

Obs. XXI (1). *Résumé.* Leclerc, cuisinier, 60 ans. Perte de connaissance le 30 avril, et hémiplégie à gauche. Dès ce moment, mouvements convulsifs, soubresauts continuels dans les tendons de la moitié droite du corps surtout de l'extrémité supérieure. Langue inclinée fortement du côté paralysé; perte complète du mouvement et du sentiment; il ne sent pas les piqûres d'épingle, bien que ces piqûres, de même que le chatouillement de la plante des pieds, déterminent quelques contractions des orteils et des doigts.

(1) Anatomie pathologique de Cruveilhier, 5e livraison.

Le 4 mai, le malade se plaint de douleurs à la tête et par tout le corps.

Mort dans la nuit.

Autopsie. Un peu de sérosité et quelques concrétions ossiformes. Grande quantité de liquide sanguinolent, au moins un verre dans le canal rachidien. Large ecchymose sous l'arachnoïde qui revêt le cervelet, et caillots sanguins considérables dans le ventricule latéral droit et dans le ventricule moyen. Large communication de ce dernier avec un vaste foyer creusé dans l'épaisseur de la couche optique et de la partie voisine du centre médullaire.

Les lésions trouvées à l'autopsie sont très-complexes. La lésion qui affecte la couche optique droite n'est pas nettement limitée ; on parle seulement d'un vaste foyer creusé dans l'épaisseur de la couche optique et de la partie voisine du centre médullaire. Notons toutefois ces deux faits : 1° *que le malade n'a présenté aucun trouble du côté des sens ; 2° que si à la suite de ses attaques d'apoplexie le malade a eu de l'anesthésie à droite* probablement et par le fait d'une compression du vaisseau sensitif), *la veille de sa mort il accusait des douleurs à la tête et partout le reste du corps.*

Obs. XXXII (1). *Résumé.* Martin, 52 ans, perd connaissance subitement.

Paralysie complète du sentiment et du mouvement des extrémités supérieures et inférieures droites.

Langue inclinée du côté paralysé ; le malade, immobile dans son lit a sa connaissance.

La face exprime la stupeur. Emission involontaire des urines. Le malade n'accuse aucune douleur.

(1) Anatomie pathologique de Cruveilhier, 5e livraison.

Même état les trois jours suivants ; le yeux fixes sont ouverts ; les muscles sourciliers conctractés. Il entend, il répond, réponses lentes et tardives.

Mort le cinquième jour sans mouvements convulsifs dans une immobilité complète.

Autopsie. Foyer apoplectique très-considérable existait dans l'épaisseur de la couche optique gauche, rempli de sang concret et noir.

Les ventricules latéraux contenaient de la sérosité sanguinolente.

Le corps striés droit et gauche, la couche optique droite, les tubercules quadrijumeaux sont sains, ainsi que le cervelet.

Discussion. — Dans cette observation, il n'a pas été constaté de troubles des sens, pas de cécité, pas de troubles de l'ouïe, etc.; et cependant la couche optique gauche était détruite par un foyer apoplectique. Les seuls troubles notés du côté de la sensibilité consistent dans l'anesthésie des extrémités supérieure et inférieure droites. Nous regrettons que l'autopsie n'ait pas été faite plus minutieusement, et qu'on n'ait pas indiqué exactement les limites de la lésion. Il est simplement dit qu'un foyer apoplectique existait dans la couche optique gauche. Or il est très-probable que, en raison de ses dimensions, le foyer a comprimé la partie postérieure de la capsule interne gauche.

OBS. XXIII (1). *Résumé.* P. pensionnaire des l'hospice des Ménages, 80 ans, est pris le 10 janvier 1861 d'accidents nerveux singuliers. Plusieurs fois dans la journée, il semble perdre la connaissance et en même temps est pris d'agitation et de mouvements convulsifs dans le bras droit, puisse remet. Le soir il n'a pas souvenir de ce qui s'est passé, ne souffre pas. Parole un peu embarrassée, mouvements du bras et de la main droite difficiles.

(1) Potain. Bulletins de la Soc, anat., 1861, p. 135.

Lafforgue.   5

Le 11 on le conduit à l'infirmerie. Hébétude complète ; intelligence très-obtuse ; tire difficilement la langue ; visage coloré ; pupilles très-petites, égales ; yeux non injectés ; pas de déviation notable des traits.

Avant-bras droit dans la demi-flexion ; doigts fléchis dans l'articulation métacarpo-phalangienne ; contracture.

La jambe et le pied sont un peu raides, non contracturés.

Le 12, même état ; membre supérieur droit toujours dans le même état ; mouvements du membre supérieur gauche libres, mais très-maladroits.

Le 13, le malade répond mieux ; on explore la sensibilité qui paraît fort obtuse, et quand on le pince où que ce soit il ne fait aucun mouvement pour éviter la douleur, cependant il se plaint un peu quand on le pince à l'avant-bras gauche ; membres inférieurs un peu plus sensibles.

Les 14 et 15 même état.

Le 30, état intellectuel meilleur ; le malade répond à quelques questions, mais se fatigue vite ; touve difficilement les mots ; ne distingue pas la couleur des objets bien qu'il ait la vue très-nette, et distingue de petits objets ; pupilles inégales, le droit très-contracté.

Il commence à faire quelques pas dans la salle, soutenu par un infirmier. Sensibilité toujours fort obtuse partout, du côté droit elle a un caractère tout particulier.

Pincé aussi fortement que possible au bras ou à la jambe droite le malade ne sent rien ; mais si on continue de pincer avec la même énergie pendant une minute, le malade paraît souffrir, s'agite mais ne porte jamais ni le regard ni la main vers l'endroit que l'on pince, et si on lui demande ce qu'il a, il répond constament qu'il n'a rien et qu'on ne le touche pas. Du côté gauche, au contraire, le malade sait fort bien où on le pince, et dit même si on le pince ou si on le pique.

Dans le courant du mois de mars, le malade s'affaiblit, eut une série de furoncles sur la joue droite, vaste abcès de la région parotidienne gauche. Mort le 20 mars.

Autopsie. — Méninges saines. Affaissement très-notable du tiers

postérieur de l'hémisphère gauche du cerveau, circonvolutions correspondantes déprimées. Pie-mère légèrement injectée, adhérente à la
substance cérébrale, et cela dans toute l'étendue du tiers postérieur
de cet hémisphère. Sur des coupes horizontales on constate un ramollissement blanc très-prononcé occupant plus de la moitié du lobe
postérieur de cet hémisphère, ramollissement plus avancé dans la pos-
ture de ce lobe qui se trouve située au-dessous de la corne postérieure du ventricule latéral. Il y a même dans ce point un véritable
foyer rempli d'une substance blanche, laiteuse, presque liquide. Les
parois du foyer sont mal limitées et constituées par le tissu cérébral
lui-même dont le ramollissement s'efface peu à peu sans ligne de dé-
marcation précise. Le foyer touche à la paroi ventriculaire et présente un prolongement qui pénètre dans le corps strié sans atteindre
sa face supérieure, la couche optique de ce côté est un peu affaissée
et présente vers son milieu une petite cavité propre à loger un noyau
de cerise et ne contenant que du tissu ramolli.

Tout le reste du cerveau examiné avec grand soin ne présente aucune altération.

Il n'est resté dans cette observation aucun trouble des sens ;
la vue était très-bonne, puisque, le malade distinguait de très-
petits objets. La sensibilité générale, obtuse un peu partout,
avait presque complètement disparu à droite ; mais, en présence d'un ramollissement occupant plus de la moitié du lobe
postérieur du cerveau, qui a détruit le corps strié et la couche
optique en partie, les partisans de la théorie anglaise peuvent-
ils rattacher les troubles de la sensibilité à la lésion de la
couche optique ? Évidemment non. Il est certain que la capsule
interne n'a pas été épargnée par une lésion aussi considérable,
et c'est à l'altération de ce tractus nerveux que doivent être
rapportés les troubles de la sensibilité.

Obs. XXIV (1). — M. Maisonneuve présente une masse tuberculeuse, du volume d'une grosse noix, laquelle siégeait au centre de la couche optique du côté gauche, elle n'était recouverte que par une couche mince de substance blanche. Il l'a trouvée chez un homme de 39 ans qui depuis trois ans, offrait une paralysie du côté droit. Le bras de ce côté avait complètement perdu la sensibilité et le mouvement, tandis que la jambe avait conservé la sensibilité et la mobilité à un très-faible degré ; il y avait aussi de la paralysie de la langue, l'intelligence était des plus obtuses. Mort d'un abcès par congestion.

Bien que la couche optique gauche fût complètement détruite, on n'a noté chez le malade aucun trouble du côté des sens ; il existait seulement une anesthésie complète du bras droit, la sensibilité était simplement diminuée à la jambe ; mais la tumeur avait le volume d'une grosse noix, par conséquent, elle n'était pas exclusivement limitée à la couche optique, et la partie postérieure de la capsule interne a dû subir soit une compression, soit une destruction plus ou moins grande.

Obs. XXV (*résumé*) (2). — Homme de 58 ans, de constitution goutteuse, est sujet depuis un an à des symptômes cérébraux. En octobre 1835, faibles vertiges après dîner, et chûte subite à terre. A la suite de cette attaque, engourdissement dans tout le côté gauche pendant quelques semaines.

Deux mois après, nouvelle attaque suivie d'une sensation morbide toute particulière dans les doigts, de telle sorte que tous les objets qu'il prenait lui semblaient comme gélatineux ; onctueux. Cela dura à peine quelques heures, et fut remplacé par quelques illusions d'optique, semblant plutôt être le résultat d'une impression morbide sur

(1) Maisonneuve. Bulletins de la Société anatomique, 1835, p. 39.
(2) Bright, cité par Hillairet, in Moniteur des sciences, 1861, p. 291.

les nerfs optiques, que d'un processus mental, car à ce moment il pouvait s'occuper d'affaires.

Pendant les quelques dernières semaines douleur sourde dans les oreiller, et, par moments, affaiblissement très-marquée de l'audition. Peu de jours avant, pendant quelques heures, affaiblissement presque complet de la vue, et incapacité de comprendre ; dans la cuisse et la jambe gaucLe, sensation de frémissement.

En décembre 1835, il trouvait que l'état de sa tête s'était amélioré.

Dans le milieu de l'été suivant, il ressentit de violentes douleurs dans l'hypochondre droit ; des symptômes inflammatoires graves survinrent, et il mourut à la fin d'octobre 1836.

Autopsie. — Sinus de la dure-mère très-engorgés ; arachnoïde opaque, épaissie et soulevée par de la sérosité ; on retrouva de la sérosité vers la base du crâne et dans le canal vertébral.

La substance médullaire de consistance moindre que de coutume et vasculaire.

En faisant une coupe à la partie postérieure du thalamus opticus (corps géniculé inférieur), on découvrait à sa surface une déchirure ou une excavation d'un demi-pouce de long, présentant une coloration d'un jaune brun, comme si elle était tachée de bile ; il existait du ramollissement de la substance médullaire environnante. Une once environ de sérosité dans le ventricule latéral droit, rien dans le gauche. Les artères cérébrales, béantes, présentaient çà et là des traces de dépôts athéromateux.

On découvrit un large abcès péritonéal qui avait déterminé une éritonite générale et avait été la cause immédiate de la mort.

Il s'agit ici d'une lésion de la partie postérieure de la couche optique ; or, les lésions situées en ce point du thalamus, gagnent souvent la partie postérieure de la capsule interne, il est très-probable qu'il en a été ainsi dans ce cas. Quoi qu'il en soit, les troubles sensitifs ont été passagers et fort peu accentués.

Obs. XXVI. (1). — Femme R..., 59 ans entra à l'infirmerie de la Salpétrière le 6 janvier 1831 se plaignant de céphalalgie siégeant dans toute la partie antérieure du front.

Somnolence, facultés intellectuelles encore libres. Répond, mais lentement aux questions. Aveugle depuis quatre ans ; néanmoins les yeux sont transparents et ne paraissant le siége d'aucune lésion. Odorat excessivement obtus, tellement que la malade a cessé de priser parce qu'elle n'éprouvait plus la sensation du tabac. Coma le lendemain, dont on tiré à peine la malade , paroles mal articulées. Décubitus dorsal, pas de paralysie.

Le 3e jour coma plus profond, délire taciturne.

Le 6e jour mort avec les symptômes. Autopsie. Dure-mère saine. Pas de liquide dans la cavité de l'arachnoïde. Circonvolutions cérébrales aplaties. Pas de sérosité dans les ventricules dont les parois sont très-rapprochées. En soulevant le cerveau on aperçoit à la partie antérieure de sa base une tumeur de la grosseur d'un œuf de poule, située au-dessus de la selle turcique.

Elle semble formée par l'épanouissement de la tige pituitaire à laquelle elle adhère. Cette tumeur logée dans l'épaisseur du cerveau a refoulé en haut le plancher du troisième ventricule et s'est placée dans l'espace qu'occupe celui-ci. La tumeur écarte en dehors les nerfs olfactifs qui sont comprimés et aplatis. De plus, elle a poussé directement au-dessus d'elle les nerfs optiques, dont la commissure a disparu, ou plutôt fait partie intégrante de ces parois, car ces nerfs semblent sortir de son épaisseur. Mais, après un examen attentif, on voit que ces nerfs, réduits à une petite bandelette large et très-mince, passent sur cette tumeur, qui, semblable aux tumeurs anévrysmales, s'est appropriée les tissus environnants pour s'en former une enveloppe.

En avant d'elle, les nerfs optiques reprennent leur volume ordinaire et pénètrent dans l'œil, dont les parties constituantes sont saines.

Les nerfs trifaciaux paraissent sains.

(1) Archives de médecine, 1831, p. 116.

Pas de troubles de la sensibilité générale. Cécité depuis quatre ans et perte de l'olfaction ; tels sont les seuls troubles sensoriels notés. Or, il existait au niveau de la selle turcique une tumeur anévrysmale, du volume d'un œuf de poule, qui avait comprimé et aplati les nerfs optiques et olfactifs, ce qui suffit à expliquer l'existence des troubles de la vision et de l'olfaction.

Obs. XXVII (1) *Résumé*. — Dole, charpentier, 19 ans, robuste, alcoolique, admis à l'hôpital le 20 décembre. En octobre il a eu une fièvre pernicieuse très-grave et des accès de fièvre intermittente. Le 21 à la visite, pouls dur, petit et vif ; yeux injectés ; ventre rétracté, selles rares, sentiment de pesanteur vers la base du crâne.

Pendant quelque temps, alternatives de bien et de mal.

Vers le milieu de février 1848, apparences d'un retour à la santé, station et progression plus ou moins vacillantes. Les extrémités pelviennes se paralysent ; oppression, toux sèche, altération et rougeur de la face ; vive douleur vers la moitié antérieure de la tête, somnolence, le malade devient insensible à tout ce qui se passe autour de lui, ne sort du coma que par le besoin de l'alimentation. Bientôt paralysie des bras. Surdité complète sans cécité. Pendant quinze jours existence purement végétative. Mort sans agonie le 5 mars.

Autopsie. Bosse occipitale gauche, beaucoup plus saillante que la droite ; crâne moins épais en cet endroit à cause d'une dépression qui eut pu recevoir la huitième partie d'un œuf ordinaire, produite par la dilatation contre nature d'un lacis vasculaire correspondant ; masse cérébrale considérable. Dure-mère fortement injectée et rouge, arachnoïde et pie-mère participant au plus haut degré à cette congestion. Cerveau plus dur et plus consistant qu'à l'état normal. Corps calleux plus mou au contraire. Il s'échappe par jets des ventricules latéraux au moins deux onces d'un liquide limpide d'abord, puis un peu jaune. Les couches des nerfs optiques sont très-jaunes, et le doigt en les touchant s'imprègne d'une matière inodore semblable au pus

(1) Lallemand, t. II, p. 320, loc. cit.

d'un abcès de bonne qualité. Nerfs olfactifs et optiques mous, s'écrasant sous la pression du doigt ; cavité occipitale remplie d'une sérosité limpide légèrement rosée. Le cervelet dans sa totalité offre une couleur rose.

Dans cette observation, les seuls troubles sensitifs notés sont la surdité et la cécité. L'autopsie a révélé des lésions multiples et très-étendues. Il existait, en effet, une induration générale du cerveau, une inflammation intense des enveloppes de l'encéphale ; les couches optiques étaient aussi profondes et altérées ; les nerfs optiques et affectifs mous et s'écrasant sous la pression du doigt.

Obs. XXVIII. (1) M. Moutard-Martin mit sous les yeux de la Société un cervelet ayant appartenu à une femme de 61 ans.

Depuis un an elle ressentait une douleur en arrière et à gauche de la tête, avec un peu d'affaiblissement à droite. Une amaurose était survenue peu de jours avant son entrée à l'Hôtel Dieu, qui eut lieu au mois de janvier dernier. Elle éprouva depuis une attaque apoplectiforme avec perte du mouvement, le sentiment persistait. Elle éprouva quelques hallucinations retour du mouvement. Enfin mort depuis plusieurs jours.

Autopsie. Cerveau, consistance normale ; ventricules dilatés. A gauche et en arrière de la protubérance existe une tumeur d'apparence encéphaloïde, grosse comme un œuf de pigeon comprimant le pédoncule du cervelet et la couche optique, cette tumeur s'est développée dans les méninges.

Pas de troubles de la sensibilité générale. L'amaurose n'a rien qui nous surprenne ; une tumeur, du volume d'un œuf de poule, comprimait la couche optique et le pédoncule du cervelet devait comprimer aussi les tubercules quadrijumeaux.

(1) Moutard-Martin. Bulletins de la Société anatomique, 1845, p. 41.

Obs. XXIX. (1) *Résumé*. Homme, 77 ans, forte constitution. Faiblesse des membres droits depuis quelque temps.

10 octobre. Perte de connaissance, puis hémiplégie incomplète du côté droit. Bras gauche agité de mouvements involontaires. Sensibilité générale conservée. Face colorée, stupeur ; le malade paraît entendre ce que l'on dit. Les yeux restent fermés, en soulevant les paupières on voit que la pupille gauche est légèrement dilatée, tandis que la droite est légèrement contractée. Langue déviée à gauche.

Le 11. Mêmes symptômes.

Le 12. Mieux sensible. Avant-bras fléchi, les doigts également, on éprouve quelque résistance quand on veut fléchir ces parties. Le bras gauche étant soulevé par hasard, on constate qu'il reste dans la position où on l'a placé et il en est ainsi dans toutes les positions qu'on lui donne. Rien de semblable du côté droit.

Le 13. Mêmes symptômes.

Le 14. Mieux sensible. Amélioration notable.

Le 16. Les symptômes notés s'aggravent, mais le fait est noté dans l'observation, le malade se plaint quand on le pince du côté paralysé comme ailleurs.

Mort le 17.

Autopsie. Adhérences entre la dure-mère et la voûte du crâne. Adhérence de la pie-mère à la substance cérébrale.

Dans l'hémisphère gauche la partie postérieure et moyenne de la couche optique présente un ramollissement du volume d'une grosse noisette ; dans cette étendue la pulpe cérébrale est convertie en une bouillie jaunâtre. Le corps strié est sain, ainsi que le reste de cet hémisphère.

Dans l'hémisphère droit la couche optique présente un ramollissement peu étendu près de sa partie postérieure et interne ; au centre de la partie ramollie existe une petite quantité de sang qui infiltre la pulpe nerveuse.

(1) Andral, t. V, p. 471.

Dans l'observation qui précède, la sensibilité générale est restée intacte jusqu'à la mort. Les yeux restent fermés, et, en soulevant les paupières, on voit que la pupille gauche est légèrement dilatée, tandis que la droite est légèrement contractée; tels sont les seuls troubles sensitifs rapportés dans cette observation.

Obs. XXX. (1) *Résumé*. Femme 20 ans, entrée à l'hôpital de Westminster pour aménorrhée. Lassitude et faiblesse générales; flactuosités, palpitations du cœur, sensation de globe hystérique, constipation. Six jours après son entrée, céphalalgie occipitale et sincipitale. Le 11e et 12e jour, la céphalalgie est devenue très-violente; cependant la malade n'est pas alitée, se promène dans les salles, s'occupe. Le 13e jour, accès convulsif présentant les caractères d'un accès d'hystérie; cet accès dure 5 ou 6 heures, et est suivi d'une rigidité tout à fait cataleptique des membres, auxquels on peut donner tous les mouvements voulus; les yeux fixes et sans expression; les pupilles immobiles, l'insensibilité complète. Le 15e jour la tonicité des muscles persiste, la déglutition est imparfaite. Le 15e jour même état; cependant dans la soirée les membres tombent dans la résolution et la malade peut avaler. Le 16e jour même état d'insensibilité générale. Cet état se prolonge sans beaucoup de modifications jusqu'au 19e jour, où la malade s'éteint graduellement et sans convulsions.

Autopsie. — L'arachnoïde opaque, le tissu cellulaire sous-arachnoïdien infiltré de sérosité. Le sinus latéral gauche, depuis le pressoir d'Erophide jusqu'à son premier coude, était rempli par un caillot ferme et dense qui lui donnait une forme arrondie. A la partie inférieure du lobe moyen du cerveau, du côté gauche, on apercevait une tache d'un rouge vif, indice d'une violente inflammation. Le centre de cette tache était coloré en brun-chocolat, et la teinte allait en s'affaiblissant jusqu'au rouge-garance. Dans ce point, la première était fortement injectée, et la substance cérébrale molle et pulpeuse. Par

(1) Archives générales de médecine, 1846, p. 207.

une coupe pratiquée à ce niveau, on met à découvert une pulpe molle, d'un rouge foncé, parsemée d'un grand nombre de petites pointes rouge-brun qu'on ne pouvait faire disparaître ni par le frottement ni par le lavage ; par le grattage, on détachait des plus gros un peu de fibrine coagulée. Les lobes antérieur et postérieur, aussi bien que le lobe moyen du côté droit, ne présentaient aucune altération pathologique ; le corps calleux était intact, les ventricules contenaient un peu de sérosité ; les couches optiques offraient une coloration rouge-brun et les mêmes altérations que la portion enflammée du lobe moyen ; de même du corps strié gauche.

Immédiatement au-dessus des tubercules mamillaires de l'origine du faisceau antérieur de la cloison, il y avait une plaque de ramollissement d'un beau jaune.

Il s'agit ici de lésions diffuses, complexes, et non pas de lésions limitées aux seules couches optiques, c'est par conséquent une observation sans valeur.

Les observations IV et XII de l'ouvrage de M. Luys, étant citées chacune deux fois, et l'observation XV n'ayant pas trait à une lésion de la couche optique, ainsi qu'on peut s'en convaincre en la lisant dans notre travail où nous l'avons rapportée intégralement (obs. XIV), portent de 33 à 30 le nombre des faits cliniques invoqués par M. Luys. Les observations IX (Cruveilhier, *Anat. path.*, livre xxxiie, p. 9) et XI (Hillairet, *Archives de méd.*, t. I, p. 256, Paris, 1858), ne se trouvent pas aux indications que nous avons traitées dans le livre de M. Luys ; il nous a été impossible, malgré toutes nos recherches, de nous les procurer.

Nos critiques ne portent donc que sur vingt-huit observations, et on voit que dans 7 cas (1) l'état de la sensibilité générale n'est pas notée ; qu'elle est conservée dans 3 cas (2). Dans le

(1) Obs. III, VI, VII, XII, XV, XVI, XVII.
(2) Obs. XVII, XXVIII, XXIX.

cas où l'on a noté des troubles de la sensibilité générale, ces troubles sont très-variables. Quelquefois ils consistent en de l'hyperesthésie (1); le plus souvent il y avait simplement de la sensibilité (2).

Les seuls troubles de la sensibilité qui sont signalés d'une façon à peu près constante (3) sont des troubles de la vision ; mais ces troubles peuvent dépendre de conditions anatomiques complexes, en particulier de l'extention de la lésion aux tubercules quadrijumeaux, ou de l'existence d'une névrite optique consécutive à des altérations de la base de l'encéphale (4).

Cette explication est d'autant plus vraisemblable que, dans les cas d'hémianesthésie vraie, d'origine cérébrale, il n'y a pas d'ordinaire d'amaurose complète, mais bien une simple diminution de l'étendue du champ visuel, prédominante du côté opposé à la lésion cérébrale.

Enfin, dans toutes les autopsies, nous trouvons décrites des lésions très-étendues, dans aucune desquelles il n'est fait mention d'une façon spéciale de la topographie exacte de la lésion, et en particulier de l'état de la capsule interne et du pédoncule cérébral.

(1) Obs. V, XX.

(2) Obs. IV, VIII, XIII, XIX, XXIII. XXV.

(3) Toutefois dans les observations XXI, XXII, XXIII, XXIV la vision était absolument intacte.

(4) Voir à ce sujet : Charcot. Leçons sur les localisations dans les maladies cérébrales. — Landolt. De l'amblyopie hystérique. Archives de physiologie, 1875, p. 624. — L'observation VII du mémoire de M. Landolt se rapporte à une malade atteinte d'hémiplégie avec hémianesthésie et hémichorée. — Pitres. Progrès médical, 1876.

TROISIÈME PARTIE

CHAPITRE Ier.

LÉSIONS ISOLÉES DE LA COUCHE OPTIQUE SANS TROUBLES
DE LA SENSIBILITÉ.

ous venons de voir que les observation s indiquées par
M. Luys ne supportent pas une critique rigoureuse, qu'elles
sont trop incomplètes au point de vue de l'étude clinique du
malade et de la description anatomo-pathologique des lésions
pour qu'il soit possible d'établir sur des bases aussi incertaines
une théorie scientifique. Les observations suivantes démontrent au contraire que des lésions destructives de la couche
optique peuvent ne donner lieu à aucun trouble notable de
la sensibilité.

Obs. XXXI. — Ramollissement de la couche optique. — Pas d'hémiplégie ni d'anesthésie. (Communiquée par M. Pitres.)

X..., femme de 68 ans environ, entrée dans le service de M. Charcot, à la Salpêtrière, pour une pneumonie.

On a constaté pendant son séjour à l'hospice qu'elle serrait également
ment fort des deux mains.

Elle marchait sans difficulté, toutes les *sensibilités* étaient conservées.

Elle n'était ni aveugle ni sourde.

A *l'autopsie*, on a trouvé un foyer de ramollissement au centre de
la couche optique.

Rien d'anormal dans le reste du cerveau (1).

(1) Voir planche   , figure   .

Obs. XXXII.—Hémorrhagie de la couche optique gauche, avec irrigation ventriculaire. — Hémiplégie variable. — Pas d'hémianesthésie. (Communiquée par M. Pitres.)

Femme Rémond, 80 ans, service de M. Charcot, à la Salpêtrière (1876).

Dans la nuit du 16 au 17 mars, cette femme a eu une attaque légère d'apoplexie. On s'en est aperçu, parce qu'elle est tombée de son lit. Elle est transportée à l'infirmerie le 17 mars, à sept heures du matin.

Les personnes qui l'ont apportée racontent qu'elle avait eu antérieurement deux attaques semblables, mais moins fortes.

Elle pouvait marcher et allait même travailler.

Etat actuel.—Le 17 mars, à huit heures du matin : La malade est dans le décubitus dorsal ; elle a la face dirigée en avant, sans déviation conjuguée des yeux. La face semble avoir une tendance à se tourner à gauche plutôt qu'à droite; cependant, quand on interpelle vivement la malade à droite, elle peut tourner volontairement la tête de ce côté. En revanche, les yeux qui peuvent facilement être dirigés vers le côté gauche ne peuvent pas être portés à droite, au-delà de la ligne médiane.

Les paupières s'ouvrent et se ferment naturellement.

Il existe un léger effacement du sillon naso-labial droit avec abaissement de la commisure labiale du même côté.

La langue peut être tirée hors de la bouche et ne présente pas de déviation notable.

On constate une parésie du membre supérieur droit; toutefois, la malade peut l'élever jusqu'à sa tête et exercer avec la main droite une légère pression. Si on essaie de fléchir et d'étendre l'avant-bras sur le bras, on éprouve une résistance intermittente brusque qui paraît due à la contraction volontaire des muscles du bras.

Il n'y a pas de raideur au membre inférieur, la malade peut le remuer un peu.

Il n'existe pas de différence appréciable entre la température du côté sain et du côté paralysé. La respiration est calme, tranquille.

La malade ne fume pas la pipe. La sensibilité est très-émoussée

dans tout le corps, surtout à droite. Il faut pincer très-énergiquement la malade pour qu'elle donne des signes de douleur, et on peut
appliquer sur son ventre ou sa poitrine un vase d'étain très-froid
sans la faire tressaillir. La parole est conservée, mais elle est difficile, lente.

L'intelligence est très-affaiblie ; cependant, la malade entend ce
qu'on lui dit et paraît le comprendre, mais ses paroles sont lentes et
incohérentes. Si on lui demande son âge, elle répond 88 ans ; elle
prétend qu'elle ne souffre pas. T. 39 gr. 5, à dix heures et demie.

Dans la journée la malade a eu quelques efforts de vomissements.
Elle est resté assoupie.

Le soir l'intelligence est très-obtuse, la malade ne répond plus
aussi bien aux questions qu'on lui adresse.

Même état que ce matin de la face et des yeux.

La parésie est beaucoup plus marquée dans le membre supérieur
droit ; si on le soulève, il retombe comme mû par un ressort.

Il existe une raideur bien marquée du coude et de l'épaule, les
doigts sont à peine rigides. Le membre inférieur est inerte ; si on le
fléchit en appuyant le talon sur le lit, il retombe sur sa face externe.

Température des membres égale des deux côtés. Paralysie faciale
comme le matin. Sensibilité très-obtuse.

Les mouvements réflexes sont aussi bien conservés à droite qu'à
gauche.

La malade ne peut plus serrer de la main droite ni la porter jusqu'à sa tête ; le membre supérieur droit reste tout à fait inerte.

La malade peut tirer la langue hors de la bouche, cet organe n'est
pas dévié.

T. 39.8. P. 80. R. 16.

18 mars matin. — Mieux sensible. Intelligence moins obtuse, plus
de somnolence, la malade suit des yeux ce qui se passe autour d'elle.
Les paupières sont ouvertes.

Paralysie faciale comme hier. La paralysie du membre supérieur
droit est moins marquée que hier au soir, — c'est ainsi que la malade
porte la main droite à la tête et peut exercer avec cette main une

légère pression. Roideur très-marquée au coude et de l'épaule. Pas de roideur dans le membre inférieur droit que la malade peut encore remuer volontairement.

Les membres du côté droit sont notablement plus chauds que ceux du côté gauche.

La déviation conjuguée existe encore un peu, en ce sens que la malade reste habituellement la tête tournée vers le côté gauche ; mais elle peut diriger sa face vers le côté droit, et même si on attire fortement son attention à droite elle peut quelquefois diriger ses yeux à droite au delà de la ligne médiane.

La sensibilité est affaiblie mais conservée.

T. 38°2. P. 84. R. 32.

La respiration est calme et régulière, les deux côtés de la poitrine se dilatent également bien. Pupilles égales, normales. La malade ne souffre de nulle part.

Urines claires, limpides ; elles donnent par la chaleur un léger nuage albumineux.

Le 18, soir, T. 39°. Même état.

Le 19, matin. La malade est à peu près dans le même état qu'hier. La déviation conjuguée des yeux et de la tête a disparu.

Ce matin, la malade reste souvent la face tournée vers l'épaule droite, elle peut tourner les yeux à droite.

La paralysie motrice du côté droit est un peu plus marquée qu'hier. Les membres du côté droit sont plus chauds que ceux du côté gauche. Pas d'eschare. Pas de rougeur des fesses. Déglutition facile. Intelligence obtuse. Somnolence habituelle.

T. 38°3. P. 92. R. 24, régulière.

Les deux côtés de la poitrine se soulèvent également bien.

Le soir. Rien de particulier. T. 39°4.

Le 20, matin. — Pas de déviation conjuguée. Tête tournée indifféremment à gauche ou à droite. Paralysie faciale très-légère. Pas de déviation de la langue. Paralysie très-marquée à droite. Absence complète de myotilité volontaire du membre supérieur droit dont le coude est très-roide. Paralysie flaccide complète du membre inférieur droit. Sensibilité affaiblie, mais égale des deux côtés.

Réflexes conservés. Le côté droit du corps est plus chaud que le côté gauche. Pas d'aphasie.

T. 39°. P. 80. Pouls régulier, pas très-fort. R. 24.

Le soir. Même état. T. 39°6. P. 88. R. 32.

Le 21, matin 8 h. 1/2. — Le bras droit qui était privé hier de toute de myotilité volontaire peut exécuter aujourd'hui quelques petits mouvements. Contracture légère du coude droit. La malade peut soulever le membre inférieur droit et le tenir élevé pendant quelque temps. Pas de déviation de la langue. Intelligence assez nette.

Pas d'eschare. Le côté droit est plus chaud que le gauche.

T. 39°3. P. 92. R. 32, régulière.

A 10 h. 1/2. La malade est somnolente, on ne parvient pas à lui faire exécuter un mouvement volontaire avec le membre supérieur droit. Pour lui faire remuer la jambe droite, il faut la pincer très-énergiquement. La face est tournée vers le côté gauche, elle ne peut pas tourner les yeux vers la droite au delà de la ligne médiane, mais elle tournait la tête vers la droite sans trop de difficulté.

La sensibilité est dans le même état que les jours précédents. Respiration régulière. Pas de soulèvement de la joue droite.

A midi, la malade était dans le même état. On la fit manger, et elle prit avec plaisir, et sans difficulté, un peu de viande et des légumes.

A 1 heure, sans prodromes elle poussa un grand cri et se mit à ronfler très-bruyamment. Pas de convulsions. La tête était dirigée directement en avant et sans déviation.

A 1 h. 1/2, la malade était morte.

Autopsie le 23. — Encéphale. Les artères de la base sont peu athéromateuses. Bulbe et protubérance sains. Le liquide du quatrième ventricule a une teinte légèrement rosée : il est peu abondant.

Au centre du lobe du cervelet dans le corps rhomboïdal existe un petit foyer creux du volume d'une lentille.

L'hémisphère droit est sain, les méninges se détachent facilement. Rien d'anormal sur les coupes.

Lafforgue.   6

Hémisphère gauche. Les méninges s'enlèvent facilement; l'écorce est saine.

Le ventricule latéral contient une petite quantité de sang noir coagulé.

Le centre de la couche optique est le siége d'une rupture dans laquelle ou voit un caillot noir qui fait hernie dans le ventricule. La rupture a 2 centimètres de longueur.

En l'examinant avec soin on voit qu'elle siége à la fois sur la couche optique et sur le noyau caudé. Entre les deux on voit le tœnia semi-circulaire intact (1).

Obs. XXXIII (2).

Homme, 65 ans. Perte de connaissance et paralysie incomplète du bras gauche ; depuis tremblements généraux. *Sensibilité intacte.* Fourmillements dans les membres. Mort inopinée un an après l'attaque.

Autopsie. — *Petit kyste apoplectique dans la couche optique droite* consistant en une cavité à parois lisses tapissées par une membrane exhalant un liquide visqueux, jaunâtre. Ramollissement blanc de la partie antérieure de la moelle, depuis la 4e paire cervicale jusqu'à la 2e cervicale. Sérosité abondante dans la pie-mère et les ventricules.

Obs. XXXIV (3) (Résumé).

Femme, 64 ans; bonne constitution, sujette aux maux de tête.

4 septembre. Attaque d'apoplexie; sentiment pénible des membres gauches, accroupissement, respiration bruyante, vomissements, langue déviée à gauche. Troisième jour, sens en bon état, réponses justes, pouls serré, fréquent.

(1) Voir planche II, figure 4.
(2) Service de Serres. Lancette française, 1828, citée par E. Gintrac, t. VII, p. 195.
(3) Tacheron. Recherches anatomico-pathologiques, cité par E. Gintrac. t. VII, p. 194.

Cinquième jour, hémiplégie plus complète, pupille gauche dilatée, déglutition facile, mort le 7ᵉ jour.   "

Autopsie. Veines encéphaliques gorgées. Dans la couche optique
droite, foyer contenant du sang coagulé de la grosseur d'une petite
noix. Pulpe cérébrale très-ramollie et de couleur rouge-brun autour
du foyer.

Deux onces de sérosité rougeâtre dans les ventricules.

Obs. XXXV (1) (Résumé).

Femme, 55 ans. Couchée salle Saint-Gabriel où je l'ai observée
pendant un an.

Point de commémoratifs. Hémiplégie aussi complète que possible du
mouvement à droite; impossibilité absolue d'articuler les sons; con-
servation de la sensibilité et de l'intelligence, toujours gaie, me tendant la main à chaque visite. Parfois attaques épileptiformes. Le
dernier mois de sa vie elle devient triste, somnolente, sans appétit,
n'éprouvant aucune douleur. Morte au milieu d'attaques épilepti-
    formes.

Autopsie. Hémisphère gauche. Destruction du corps strié externe,
subjacent aux circonvolutions du lobule; destruction d'une partie
de la couche optique dont il ne reste que le tiers interne environ. La
destruction atteignait dans un point la membrane ventriculaire. Le
corps genouillé externe est intact ainsi que le nerf optique, aussi, dit
Cruveilher, la vision était-elle dans l'état le plus parfait d'intégrité.

Obs. XXXVI (2). — Epanchement de sang dans la couche optique
    droite. Hémiplégie sans perte de connaissance. Pas de troubles de
    la sensibilité.

Homme 60 ans. Symptôme d'affection organique du cœur.

_____

(1) Cruveilhier. Anatomie pathologique, 33ᵉ livraison, p. 2.

(2) Andral, t. V, cité par E. Gintrac. Cours théorique et clinique de pathologie interne et de thérapie médicale, t. VII, p. 192.

Octobre. Paralysie des membres gauches. La bouche se dévie à droite, dès que le malade parle.

Son intelligence est intacte. Il avait senti sa jambe se paralyser; il est tombé sans perdre connaissance. Le bras gauche est aussi paralysé. La parole n'a jamais été embarrassée.

Céphalalgie. Etourdissements, sensibilité conservée dans les membres paralysés, dyspnée, hydropisie. Mort en novembre.

Autopsie. — Couche optique droite creusée d'une cavité remplie de sang qui ressemble à de la gelée de groseille noire et consistante. Ce caillot a le volume d'une grosse cerise. Les parois du foyer sont tapissées par une trace cellulaire difficile à détacher. Le tissu cérébral est rouge tout autour dans l'épaisseur d'une ou deux lignes. Hypertrophie du cœur, incrustations cartilagineuses de la valvule mitrale.

Les observations qui précèdent nous paraissent absolument concluantes; car, avec des lésions étendues de l'une ou l'autre couche optique, il n'a été constaté ni trouble de la sensibilité générale, ni trouble de la sensibilité spéciale. Elles viennent confirmer l'opinion émise, dès 1866, dans les leçons de M. le professeur Vulpian (1). « Le nom que portent les couches optiques, dit-il, montre qu'on leur a attribué tout d'abord une influence importante sur la vision. Cette opinion reposait sur les relations que l'on avait cru trouver entre les nerfs optiques et les couches optiques.... Les nerfs optiques ne tirent point leur origine de ces renflements.... Leurs véritables foyers d'origine, chez la plupart des mammifères, peut-être chez tous, sont, je le répète, les tubercules quadrijumeaux antérieurs. « Chez l'homme, les lésions des couches « optiques ne sont pas rares, et elles ne paraissent pas avoir « d'influence directe et constante sur la vision....

(1) Vulpian. Leçons sur la physiologie générale et comparée du système nerveux. Paris, 1866, pp. 656-657.

« D'autre part, « les altérations pathologiques des couches
« optiques ne paraissent pas avoir non plus d'influence spé-
« ciale sur la sensibilité. » J'ai vu un assez grand nombre de
lésions (hémorrhagie ou ramollissement) des couches optiques; j'ai prêté une attention toute particulière à l'examen
de ce point de physiologie pathologique, et, pour moi, il est
hors de doute que ces lésions, lorsqu'elles sont bien limitées
dans les couches optiques et qu'elles ne sont pas accompagnées d'autres lésions, peuvent ne pas déterminer la moindre
diminution de la sensibilité, et que lorsque la sensibilité est
légèrement affaiblie, elle ne l'est pas plus que dans certains
cas de lésions des corps striés.

Les deux observations XXXI et XXXII, dont la lésion a été
dessinée d'après nature, ont une valeur capitale, car, dans
les deux cas, la lésion était rigoureusement limitée à la couche optique, et pendant la vie il n'a été constaté aucun trouble des sens ni de la sensibilité. Ces deux observations, nous
les opposons aux faits cliniques récemment observés par
M. Crichton Browne (1).

Ce physiologiste, se fondant sur ses observations cliniques
et anatomo-pathologiques et sur les expériences de Ferrier,
affirme que, lors de la destruction des couches optiques, ce
n'est pas seulement la sensibilité qui est abolie, mais aussi
l'excitabilité réflexe. Or, dans les six observations qui précèdent, rien de semblable n'a été observé. Chez la femme
Rémond (obs. XXXII) les réflexes ont été conservés jusqu'à la
mort.

(1) Crichton Browne. Revue scientifique de la France et de l'étranger, 8 avril 1876.

CHAPITRE II.

HÉMIANESTHÉSIE SANS LÉSION DE LA COUCHE OPTIQUE.

Dans les cas que nous venons de rapporter, bien que la couche optique fût complètement ou partiellement désorganisée, on n'a pas noté de troubles de la sensibilité. Dans les observations qui vont suivre, au contraire, l'hémianesthésie a été le résultat de lésions destructives limitées n'atteignant pas la couche optique. Ces observations démontrent que l'hémianesthésie peut se produire en dehors de toute altération de la couche optique.

Obs. XVII. (1). — Hémianesthésie de cause cérébrale. (Service de M. Charcot à la Salpêtrière.) Femme bien portante jusqu'alors.

Le matin, sans prodromes, en faisant son lit, la malade fut frappée d'émiplégie complète dans le côté gauche du corps et de la face. Point de perte de connaissance, pas de mouvements convulsifs dans les parties atteintes.

La sensibilité est abolie dans tous ses modes, à la jambe, au bras, à la face, mais les organes des sens paraissent intacts. La langue perçoit des saveurs, le voile du palais est excitable ainsi que la narine gauche. La vue et l'ouïe sont intactes, et la pupille réagit normalement ; mais la conjonctive et la cornée sont insensibles. Pas de troubles vaso-moteurs apparents dans les membres paralysés. Mort au bout de trois jours.

Autopsie. — Foyer hémorrhagique présentant le volume d'un œuf de pigeon et occupant tout le noyau extra-ventriculaire du corps

(1) Pierret, cité par Lépine. Thèse d'agrégation, 1875, p. 75.

strié ainsi que la capsule interne, celle-ci n'est altérée qu'à sa partie postérieure, partout ailleurs, elle est comprimée.

La couche optique est saine ainsi que le noyau caudé.

Obs. XXXVIII (1). — Hémianesthésie de cause cérébrale.

Huirger, âgée de 89 ans, entrée à l'infirmerie de la Salpêtrière, le 30ja nvier 1875, service de M. Charcot.

La surveillante de son dortoir raconte que de temps à autre, depuis son entrée à la Salpêtrière, elle avait des étourdissements qui la forçaient à s'asseoir ; à part cela elle était bien portante pour son âge.

30 janvier. Perte de connaissance, à 2 heures de l'après-midi, coma. Etat actuel, 30 janvier, 4 heures du soir :

Coma profond, face bleuâtre, respiration irrégulière, 124 pulsations. La tête est tournée dans la rotation à droite , inclinée vers l'épaule de ce côté, on éprouve une certaine résistance quand on cherche à la redresser. Les paupières sont fermées, les yeux sont tournés à gauche, pas de nystagmus. Point de déviation des traits de la face. En excitant vivement la malade, on parvient à lui faire tirer la langue ; pas de déviation.

Le bras droit pend inerte le long du corps ; main dans la supination ; point de contracture. L'hémiplégie de la motilité n'est pas complète ; la malade exécute encore quelques mouvements très-faibles avec son bras. Il en est de même pour la jambe (elle a également conservé quelques mouvements.

En interrogeant la sensibilité, on note que ni le pincement, ni les piqûres, ni la chaleur ou le froid, ne sont perçus à droite, au bras, à la jambe, à la face, sur le tronc.

Toutefois on produit des mouvements réflexes dans le bras, du côté opposé. La langue et le nez dans leur moitié du côté correspondant sont moins sensibles que dans les conditions normales.

A gauche les mouvements et la sensibilité sont parfaitement con-

(1) Raymond. Bulletins de la Société anatomique.

servés. Point de différence de température appréciable entre les deux côtés. Point de rougeur anormale. 4 heures du soir: T. R. 38°8. 6 heures du soir : T. R. 40°.

31 janvier. Coma plus profond que la veille ; la paralysie motrice est plus marquée ; la perte de la sensibilité est toujours complète T. R. 40°2. Soir T. R. 40°4. La malade meurt le soir.

Autopsie. — Après l'incision des méninges, du liquide séreux s'écoule en très-grande quantité. Pas d'ecchymoses.

De distance en distance, et cela sur les deux lobes, la pie-mère, surtout à la convexité est épaissie ; dans certains points, dans une étendue large come une pièce de vingt sous, elle présente une sorte de plaque fibreuse qu'on ne peut détacher qu'en enlevant de la substance cérébrale. Beaucoup d'anévrysmes miliaires sur les circonvolutions. Le lobe droit pèse 545 gr.; le gauche 565 gr.

En faisant une coupe verticale de l'hémisphère cérébral gauche, passant à 4 cent. en arrière de l'éminence mamillaire, on trouve un foyer hémorrhagique assez limité et de date récente. D'une manière générale, il est situé en arrière et en dehors de la queue du corps strié, Ce foyer est linéaire, sa plus grande longueur est de 6 centim. ; sa plus petite de 3 centim. sa profondeur est de 1 centim. et demi ; sa largeur de quelques millimètres, quand les deux lèvres de la solution de continuité creusée par l'irruption du sang sont rapprochées.

Il s'étend de l'extrémité antérieur dn noyau caudé jusqu'à 4 centimètres environ de l'extrémité occipitale du lobe cérébral ; il est dans l'épaisseur de l'insula de Reil, qu'il traverse dans toute sa longueur, entre la capsnle interne et la capsule externe, dans le noyau lenticulaire du corps strié, et dans la troisième partie de ce noyau, il intéresse complètement le pied de la couronne rayonnante. Il n'y a rien, ni dans la couche optique, ni dans le noyau caudé. Rien de particuculier dans les autres organes.

Les faits précédents recueillis tous les deux sous la direction de M. le professeur Charcot, et entourés par conséquent des meilleures garanties d'exactitude et de précision, prouvent que l'hémianesthésie peut être le résultat d'une lésion limitée du cerveau atteignant le tiers postérieur de la capsule interne et n'intéressant nullement la couche optique.

CHAPITRE III.

LÉSIONS DE LA COUCHE OPTIQUE COMPRIMANT LA CAPSULE INTERNE. — HEMIANESTHÉSIE.

Les observations que nous avons rapportées dans les chapitres précédents prouvent :

1° Que les lésions destructives, isolées, de la couche optique ne donnent pas lieu à de l'hémianesthésie ;

2° Que l'hémianesthésie peut être le résultat de lésions isolées de la capsule interne, la couche optique restant tout à fait saine.

Toutefois, dans un certain nombre de cas de lésions de la couche optique, on observe pendant un laps de temps variable une hémianesthésie qui se dissipe spontanément. A l'autopsie on trouve une lésion destructive de la couche optique (un foyer ocreux ou celluleux) à l'existence duquel on serait tenté à première vue de rapporter l'origine de l'hémianesthésie. Ce serait là une erreur.

Il est bien évident que si, dans les cas de ce genre, l'hémianesthésie était due à la destruction des éléments de la couche optique, cette destruction étant permanente, ses effets devraient être irréparables et les troubles de la sensibilité permanents. Le seul fait de la disparition de l'hémianesthésie au bout de quelques jours démontre qu'elle n'était pas le résultat de la suppression des fonctions des éléments de la couche optique. Tout porte à croire, au contraire, que conformément à l'opinion soutenue par M. le professeur Charcot (1) les troubles temporaires de la sensibilité sont le résultat de la compression temporaire exercée par le foyer siégeant dans la couche optique, sur le faisceau sensitif placé dans le voisinage immédiat de ce noyau.

Ce qui prouve bien qu'il en est ainsi c'est que cette hémianesthésie temporaire se produit également dans les cas où la lésion siége en dehors du faisceau sensitif de la capsule interne, ainsi que le prouve notre observation.

Obs. XXXIX. — Hémiplégie droite avec contracture primitive et hémianesthésie temporaire. Foyer ocreux sous-épendymaire siégeant dans la couche optique gauche au voisinage immédiat des fibres postérieures de la capsule interne (2).

Ey.,. (Marie), âgée de 67 ans, a été admise à la Salpétrière pour des rhumatismes chroniques. Le 9 novembre 1873, à six heures du matin, elle fut prise tout à coup d'une violente céphalalgie, et elle ressenti des fourmillements dans le côté droit de la figure et dans le membre supérieur droit. On lui fait boire du café et de l'eau de mélisse qu'elle vomit presque aussitôt. On la transporta alors à l'infirmerie où elle fut placée dans le service de M. Charcot (salle Saint-Alexandre n. 24.

Le 9 novembre 1873. La malade n'a pas perdu connaissance ; elle fait avec exactitude le récit de ce qui lui est arrivé ; elle parle sans difficulté, et présente même un peu d'excitation et de loquacité qui nuisent à la précision de ses réponses. Elle se plaint d'une céphalalgie pénible dont elle rapporte le siége à la région pariétale gauche

(1) Charcot. Leçons sur les localisations dans les maladies cérébrales. Paris, 187

(2) Pitres Faits relatifs à l'étude des localisations cérébrales, in Gazette médicale de Paris, octobre 1876.

Le pouls est régulier, rapide, les battements du cœur sont sourds, tumultueux ; le premier bruit est légèrement prolongé.

Il existe une hémiplégie incomplète du côté droit. Le sillon naso-labial droit est légèrement effacé, et la moitié droite du visage est moins mobile que la gauche. La langue est déviée vers la droite. La tête et les yeux peuvent être dirigés aussi facilement d'un côté que de l'autre ; pas de déviation conjuguée.

Le membre supérieur droit est légèrement contracturé ; la malade peut cependant le soulever de dix à quinze centimètres au-dessus du lit. Elle peut aussi étendre et fléchir volontairement le membre infé-rieur droit, mais ce membre lui paraît beaucoup plus lourd que celui du côté opposé.

La sensibilité, parfaitement conservée dans tout le côté gauche du corps, présente dans le côté droit des modifications très-importantes. Si l'on touche la conjonctive droite avec la tête d'une épingle, on ne provoque aucun mouvement réflexe et la malade affirme qu'elle ne sent rien ; il en est de même si l'on chatouille la narine droite, où s l'on place sons elle un flacon d'éther ou d'ammoniaque.

Sur le côté droit du cou et de la face, les pincements énergiques, les piqûres profondes ne déterminent aucune douleur, et ne donnent ieu qu'à des sensations de contact. Si l'on pince très-énergiquement e membre supérieur droit, dans un point quelconque, la malade n'accuse qu'une vague sensation de contact. Au membre inférieur droit, la sensibilité est très-émoussée: cependant la malade perçoit un peu les piqûres profondes. Le chatouillement de la plante du pied prolongé pendant quelque temps, produit une sorte de frémissemen.. musculaire qui se manifeste surtout dans les muscles de la cuisse. Le contact d'un vase froid (pot à tisane en étain) n'est perçu sur aucun point de la moitié droite du corps.

11 novembre. Même aspect de la face et même parésie, avec rigi-dité du membre supérieur droit. Le membre inférieur droit présente lui aussi un peu de rigidité : quand on veut fléchir la jambe sur la cuisse, on éprouve une résistance notable, et le malade se plaint qu'on lui fait mal. Le pincement énergique, ou la piqûre profonde

sur la moitié droite du tronc, du cou, de la face et sur le membre supérieur droit, ne sont pas perçus du tout. Si l'on pince fortement la cuisse, la jambe et le pied droits, la malade éprouve après un léger retard, une sensation douloureuse, dont elle ne peut déterminer ni le siége exact, ni la nature.

15 novembre. La céphalalgie persiste ; la loquacité a diminué, l'état général est bon ; pas d'eschares. La paralysie du membre inférieur droit est en voie d'amélioration ; la malade peut étendre et fléchir ce membre avec moins de difficultés que les jours précédents.

Le membre supérieur est toujours dans le même état ; les troubles de la sensibilité se dissipent assez rapidement. Aujourd'hui, le contact du doigt, le choc, le pincement, la piqûre sont presque partout perçus, mais avec un léger retard, et souvent avec des erreurs de lieu. Ainsi, si l'on pince la cuisse, la malade rapporte la douleur au ventre. De plus, elle ne peut pas distinguer la nature de l'excitation, soit qu'on la pince ou qu'on la pique, elle ressent une douleur identique et dont elle ne peut reconnaître la cause sur les membres, le simple contact est perçu sous la forme d'un frôlement ou d'un léger frissonnement. La sensibilité à la température est totalement abolie dans toute la moitié du corps ; la malade ne distingue pas le contact d'un corps chaud d'avec celui d'un corps froid.

Le 17. — Il existe depuis hier des fourmillements et des douleurs spontanées dans les membres du côté droit et dans la moitié droite de la face. L'impotence motrice a notablement diminué ; le malade peut, sans difficulté, élever, étendre et fléchir le membre inférieur droit, elle remue aussi plus facilement le membre supérieur droit et peut même exercer une légère pression avec la main. L'application sur la moitié droite du tronc, du cou et de la face, et sur les membres du côté droit, d'un pot à tisane remplie d'eau glacée et d'eau bouillante, détermine invariablement une sensation vive de piqûre.

Le 22. — La paralysie faciale a presque totalement disparu. Le nombre supérieur droit est dans la demi-flexion : il y a un peu de rigidité des articulations des doigts et du coude, et quand on veut imprimer des mouvements à ces parties, la malade accuse de vives souffrances. Le membre inférieur droit est aussi un peu fléchi, et il existe une raideur notable du genou. Les troubles de l'anesthésie out peu varié ; la thermo-anesthésie persiste avec les mêmes caractères. Le simple contact, le pincement, le chatouillement, les piqûres provoquent une sensation douloureuse toujours la même, que la malade compare à un pincement. L'état général est assez bon : sur la fesse droite existe une plaque érythémateuse de 5 centimètrès de diamètre, au centre de laquelle on trouve une légère excoriation.

Le 1er décembre. — La contracture des membres paralysés s'accentue de plus en plus. Au membre supérieur, l'avant-bras est fléchi sur le bras, et les doigts sont fermés dans la paume de la main. Au membre inférieur, la jambe est fortement fléchie sur la cuisse et la rigidité y semble p lus forte relativement qu'au membre supérieur. La malade peut exécuter quelques mouvements volontaires, mais elle est gênée par la contracture. Elle déplace l'aig uille d'un dynamomètre de 15 divisions avec la main droite et de 60 avec la main gauche. Les mouvements provoqués sont toujours douloureux. Les troubles de la sensibilité se sont notablement amendés sur la moitié droite de la face, la malade perçoit, sans retard ni erreur de lieu le contact, la piqûre, le pincement, etc., et distingue nettement la nature de l'excitation. L'application d'un vase chaud ou d'un vase froid donne lieu à une sensation uniforme de brûlure. Les couleurs sont bien appréciées des deux yeux. Le tic-tac d'une montre est perçu aussi bien à droite qu'à gauche. Le tabac et les vapeurs d'ammoniaque déterminent la même sensation dans les deux narines.

Sur la face postérieure du tronc la sensibilité est revenue dans tous ses modes; sur la face antérieure, le chaud et le froid ne sont pas perçus

Au membre supérieur, la sensibilité au contact est encore obtuse; le pincement, la piqûre ne sont perçus qu'avec un retard et des erreurs de lieu. Si on pique un des doigts de la main droite, la malade sent une piqûre, mais elle ne peut pas indiquer exactement le doigt piqué. Si on applique sur l'avant-bras ou le bras un vase froid, la malade dit qu'on la pince. Au membre inférieur, les sensibilités au contact, au chatouillement, au pincement, au froid, etc., sont bien revenues.

L'état général est bon; l'ulcération du siége est en voie de guérison. Les facultés intellectuelles ne sont pas notablement affaiblies; la mémoire est conservée; la céphalalgie a disparu.

Pendant le cours de l'année 1874, les derniers troubles de la sensibilité se sont dissipés, mais la contracture du membre du côté droit s'est accusée de plus en plus. En 1875, la malade s'est affaiblie; elle est devenue démente et gâteuse, et elle est morte le 2 janvier 1876.

Autopsie. Le cœur est ferme; le myocarde est assez fortement coloré (285 gr.). Les valvules mitrale et tricuspide sont un peu épaissies et présentent une coloration blanchâtre et opaque. Il existe à la base des sigmoïdes aortiques un léger bourrelet induré. Les poumons sont sains. Le foie ne présente rien d'anormal. Le rein droit a son volume habituel; il se décortique facilement; à la coupe, ses deux substances paraissent saines.

Dans le rein gauche, on trouve une pyélite suppurée avec épaissississement notable de la muqueuse des calices et du bassinet, et atrophie de la substance rénale. Pas de calculs.

Encéphale. Les artères de l'hexagone de Willis sont peu athéromateuses. La pyramide antérieure du côté gauche est plus petite que la droite, mais ne présente pas de coloration anormale; la protubérance n'est pas déformée; on ne remarque ni atrophie. ni altération de la coloration des pédoncules cérébraux. Le cervelet paraît complètement normal. L'hémisphère cérébral gauche pèse 20 grammes de moins que le droit. En l'examinant par sa face interne, après avoir ouvert la cavité du ventricule latéral, on remarque que la couche optique présente, à l'union de son tiers postérieur avec son tiers moyen, une dépression profonde au fond de laquelle on distingue à travers l'épendyme, un petit foyer ocreux.

Sur une coupe transversale passant à ce niveau, on met en évidence un ancien foyer hémorrhagique du volume d'une noisette, dont la cavité est creusée tout entière aux dépens de la couche optique. La capsule interne est en contact immédiat avec le foyer : elle est un

peu plus mince à ce niveau que du côté opposé, et présente une légère coloration jaunâtre. En examinant au microscope des fragments
de son tissu, on y trouve un grand nombre de tubes nerveux tout à
fait intacts. Mais les gaînes lymphatiques périvasculaires sont épaissies et remplies de grosses granulations graisseuses.

Dans l'hémisphère droit on ne trouve d'autre lésion qu'une
lacune ocreuse, linéaire, longue de 5 à 6 millimètres siégeant à la
limite externe du noyau lenticulaire (1).

Voilà une malade qui au mois de novembre 1873, à la
suite d'une attaque d'apoplexie, offre une hémianesthésie
droite très-marquée qui dure pendant un mois et demi environ avec la même intensité, puis peu, à peu, la sensibilité reparaît et dans le cours de l'année suivante, quand elle
est de nouveau examinée, on constate que la sensibilité est
parfaitement intacte. A l'autopsie, on trouve dans la couche
optique gauche, à l'union de son tiers postérieur avec son
tiers moyen, un foyer hémorrhagique du volume d'une noisette, foyer qui est en contact immédiat avec la capsule
interne qu'il a comprimée, car, à ce niveau, elle est amincie ;
cette compression a suffi pour que les fibres nerveuses ne
soient plus perméables aux impressions sensitives. Le foyer
étant plus considérable au début de l'hémorrhagie, la compression a été plus énergique,, aussi est-ce à ce moment
que l'anesthésie a été le plus marquée. Plus tard, à mesure
que se résorbait le sang épanché, la compression devenant
moindre de jour en jour, on a noté le retour graduel des
impressions sensitives, et enfin la disparition de tous les
troubles sensitifs, lorsque, par le fait de sa rétraction, le
foyer n'étant plus représenté que par une cicatrice ocreuse

(1) Voyez planche I, figure 1.

a cessé de comprimer la capsule interne. Ici donc il y a eu
une hémianesthésie temporaire qui eût été permanente si au
lieu d'avoir subi une simple compression, les fibres nerveuses de la capsule interne avaient été détruites. Si cette
malade était morte avant que la rétraction du foyer hémorrhagique se fut produite, et par conséquent avant qu'eût
cessé la compression de la capsule interne, les partisans de la
théorie anglaise, en présence de cette lésion limitée à la couche
optique, n'auraient pas manqué d'en conclure que la couche
optique tient sous sa dépendance le sentiment, et il est pro-
bable que, dans beaucoup d'observations citées à l'appui de
cette opinion, les choses s'étaient passées comme dans l'observation que nous analysons.

Obs. XL. — Hémianesthésie de cause cérébrale (1). — Gérard Lau-
rence, 88 ans, entre le 31 janvier 1877 à l'hôpital de la Salpêtrière,
service de M. Charcot. La malade se promenait tous les jours, ce matin encore, en s'appuyant sur une canne. Cependant, on avait remarqué depuis le jour même un peu de faiblesse du côté gauche ; elle
raînait un peu la jambe et saisissait moins bien de la main gauche.
En déjeûnant, assise sur une chaise, elle penche tout à coup du côté
gauche, sans tomber, est prise de nausées fréquentes, le bras gauche
fléchi et les doigts en griffe, cherche, sans y parvenir, à atteindre la
nourriture placée devant elle. Pas de mouvement dans la jambe,
dans la face. Pas de perte de connaissance,

Transportée à l'Infirmerie, la malade montre toujours la même
tendance à tomber du côté gauche. Son intelligence est affaiblie. Pas
d'embarras de la parole. Pas de paralysie motrice. Les jambes et les
bras paraissent égaux en force des deux côtés. Seulement il semble
avoir une légère déviation de la face à droite ; le pli naso-labial droit
est plus profond que le gauche ; les plis secondaires qui en partent
sont aussi plus nombreux et plus marqués.

(1) P. Oulmont. Bulletin de la Société anatomique, avril 1877.

Hémianesthésie complète au toucher, à la douleur, occupant tou.
le côté gauche du corps, la face, le tronc et les membres. Nausées
continuelles, exagérées par les mouvements qu'on lui imprime, sans
vomissements. Le 12 février, l'intelligence baisse rapidement, elle
gâte, et, par ses cris continuels, trouble le repos de ses voisines. Les
membres inférieurs sont très-affaiblis et ne peuvent la soutenir. Les
membres supérieurs sont intacts ; l'hémianesthésie a complètement
disparu, et la sensibilité est égale des deux côtés du corps.

L'affaiblissement s'accentue tous les jours davantage, On trouve de
la submatité à la base des deux poumons de chaque côté ; râles hu-
mides, surtout à l'inspiration, assez nombreux dans les deux tiers
inférieurs ; la sensibilité est toujours intacte.

Autopsie. — Cerveau. Méninges sains, se détachant facilement.
Artères de la base athéromateuses. Pas des lésions de circonvolutions.
Hémisphère gauche sain. Hémisphère droit : sur une coupe verticale
pratiquée au niveau du pied des circonvolutions frontales antérieures, foyer hémorrhagique rempli par un caillot ocreux ; ce foyer,
presque linéaire à ce niveau, s'élargit en arrière au point d'avoir 15
millimètres environ de largeur au niveau de la coupe passant par la
circonvolution frontale ascendante. Ce foyer est situé sur la limite de
la capsule externe, et du noyau lenticulaire du corps strié qu'il re-
pousse un peu en dedans vers la capsule interne.

La conformation de ce foyer explique parfaitement la présence de
l'hémianesthésie, puis sa disparition. Ce foyer, par son volume, a
comprimé, pendant les premiers jours, la partie postérieure de la
capsule interne, en refoulant contre elle le noyau lenticulaire ; plus
tard, au bout de huit à dix jours, la rétraction ordinaire s'étant produite dans le caillot, la compression de la capsule interne a cessé, et
les fibres nerveuses sont redevenues perméables aux impressions
sensitives.

Nous pensons avec M. Oulmont que c'est à la compression
passagère exercée par le caillot sur la partie postérieure de

la capsule interne qu'est due l'hémianesthésie passagère également notée chez sa malade.

Ces faits sont particulièrement intéressants au point de vue qui nous occupe ; ils montrent que l'on peut rencontrer des hémianesthésies complètes, liées à une lésion destructive, isolée, de la couche optique.

Mais en les étudiant de plus près on voit que la capsule interne était plus ou moins comprimée dans son tiers postérieur, et, bien que cette compression n'ait pas été assez forte pour donner lieu à des modifications structurales de ce ractus nerveux, elle a été cependant suffisante pou empécher la transmission des impressions sensitives. Ce qui prouve bien qu'il en est ainsi, c'est que dans ces cas l'hémianesthésie n'a été que temporaire, quoique la lésion de la couche optique fût permanente. On comprend très-bien qu'un foyer hémorrhagique par exemple, siégeant dans le tissu de la couche optique puisse déterminer dans son voisinage une compression qui diminue et cesse même à mesure que s'opère la résorption du sang, et qu'on voit diminuer et cesser tout à fait les troubles de la sensibilité.

CHAPITRE IV.

LESIONS MIXTES INTÉRESSANT A LA FOIS LA COUCHE OPTIQUE ET LA CAPSULE INTERNE.

Dans la plupart des cas les lésions qui donnent lieu à l'hémianesthésie d'origine cérébrale sont des lésions mixtes intéressant à la fois la couche optique et le tiers postérieur de la capsule interne.

Nos figures de la planche montrent la topographie la plus habituelle des lésions de ce genre. Les observations suivantes en sont des exemples.

Obs. XLI. — Foyer hémorrhagique de la couche optique droite, atteignant la capsule interne vers sa partie moyenne. Obtusion de la sensibilité à gauche. (Communiquée par M. Pitres.)

Gallois (Madeleine), 68 ans, salle Sainte-Marthe, à la Salpêtrière, service de M. Charcot.

Entrée à l'infirmerie le 6 décembre 1876.

Voici les détails fournis par la surveillante de son dortoir.

Cette malade, admise comme indigente, jouissait habituellement d'une bonne santé. Elle se levait et marchait seule et n'était pas paralysée. Depuis une quinzaine de jours, elle se sentait mal à l'aise. Dans la journée du 6 décembre, elle se leva comme à l'ordinaire et, à l'heure du dîner, elle se rendit au réfectoire. Elle se plaignit pourtant d'avoir du malaise et d'être comme étourdie. A sept heures et demie elle perdit complètement connaissance.

Transportée aussitôt à l'infirmerie, on la trouve dans l'état suivant :

La respiration est bruyante, stertoreuse. La joue droite est soulevée comme un voile à chaque expiration. La malade est étendue sur le dos ; les yeux entr'ouverts, s'ouvrent et se ferment également des deux côtés.

Pas de rotation de la tête, qui est dirigée directement en avant. Les deux yeux sont dirigés vers le côté gauche. La pupille droite est plus dilatée que la gauche : toutes deux se contractent sous l'influence de la lumière.

Perte complète de connaissance ; la malade ne paraît pas entendre ce qu'on lui dit ; elle ne répond pas aux questions qu'on lui pose. Temp. rectale, 37,1 ; pouls régulier, 100 ; respiration régulière, 20 ; les deux côtés de la poitrine se dilatent également.

Face. — Légère déviation de la bouche qui est un peu entraînée à gauche. Le sillon naso-labial droit est moins profond que le gauche ; les plis péri-labiaux droits sont effacés ; la mâchoire est fermée, les dents sont serrées et on ne peut pas ouvrir la bouche de la malade. Elle ne déglutit pas les liquides qu'on introduit entre ses dents.

Sensibilité au pincement conservée des deux côtés de la face. Pas de contracture des sterno-mastoïdiens.

Membres supérieurs. — La malade exécute quelques mouvements volontaires automatiques avec le *membre supérieur gauche.* Elle ramène ses draps et sa chemise sur les parties découvertes. Les doigts et les poignets sont flaccides : le coude et l'épaule présentent une rigidité notable. Quand on soulève ce membre, il revient lentement à sa position primitive. Le *membre supérieur droit,* soulevé, retombe vivement sur le lit comme s'il était mu par un ressort. Rigidité considérable du coude et de l'épaule ; moins forte dans le poignet et nulle dans les doigts.

La sensibilité au pincement est conservée des deux côtés : elle provoque, à droite, un léger mouvement de recul du membre ; à gauche, le mouvement est plus étendu. La température des deux membres supérieurs est sensiblement égale.

Au repos, le bras droit est rapproché du tronc, la main et l'avant-bras étant fléchis sur l'épigastre.

Membres inférieurs. — Température égale des deux côtés. Le chatouillement de la plante des pieds provoque des réflexes plus fort à gauche qu'à droite.

Le pincement est perçu des deux côtés et provoque un mouvement de recul beaucoup plus fort à droite (côté paralysé) qu'à gauche. Du côté gauche, en effet, un pincement très-énergique provoque une contraction brusque des muscles de la cuisse, mais pas de mouvement de totalité du membre, tandis qu'à droite, la jambe est fléchie sous l'influence de l'excitation.

Il existe une raideur notable des deux genoux et des deux hanches. Cette raideur est beaucoup plus marquée du côté gauche que du côté droit.

Les deux membres inférieurs, soulevés, retombent comme des ressorts énergiquement tendus.

Il n'y a pas eu de convulsions. Depuis le début des accidents, la malade a vomi plusieurs fois. Urines claires, limpides, ne renfermant ni sucre ni albumine, il existe un prolapsus utérin considérable.

En résumé : Rotation des yeux vers la gauche. Contracture des quatre membres, plus marquée dans le membre supérieur droit et dans le membre inférieur gauche que dans les deux autres.

7 décembre. Matin. Même état. Rotation des yeux vers la gauche. Pas de rotation de la tête. Sensibilité et contracture comme hier.

Temp. 38°,5.

Respiration bruyante.

Membres du côté droit un peu plus chauds que ceux du côté gauche.

Soir. Temp. 39°,5.

Membres du côté droit sensiblement plus chauds que ceux du côté gauche.

Pas de sueurs. Peau chaude.

Perte complète de connaissance.

Quelques mouvements automatiques de carphologie seulement de la main gauche.

Pas de rotation de la tête ; yeux tournés vers la gauche.

Urines normales, ne contenant pas de sucre, mais la chaleur et l'acide nitrique y développent un léger nuage d'albumine.

Siége très-sain ; pas d'eschare ; pas même de rougeur.

8 décembre. Matin. Temp. 39°,7. Le malade est toujours dans le stertor. Les membres du côté droit sont plus chauds que ceux du côté gauche. La contracture a beaucoup diminué.

Soir, Temp. 30°,7 ; pouls, 108 ; respiration, 24.

Les yeux sont moins fortement tournés vers la gauche. Pas de rotation de la tête.

Pas d'eschare ; le siége n'est même pas rouge.

Respiration régulière, stertoreuse ; la malade fume la pipe à droite.

Pas de convulsions.

Sensibilité à la douleur conservée partout.

Les quatre membres sont en résolution complète, inertes et flaccides. Ceux du côté droit sont plus chauds que ceux du côté gauche.

La mâchoire est toujours fermée ; on ne peut pas l'ouvrir.

Depuis son entrée à l'infirmerie, la malade n'a pas proféré une seule parole.

Rien au siége,

Les urines un peu troubles, sentent fortement l'ammoniaque au moment où on les extrait par la sonde, et renferme une notable proportion d'albumine.

9 décembre. Matin, T. 39°,1.

Le 10. Matin, T. 39°,7.

La malade est toujours dans le même état. Stertor. Résolution complète des membres. Rien au siége.

Morte dans la nuit du 10 au 11, à 1 h. du matin.

T. au moment de la mort, 40°.

Autopsie le 12. Os du crâne et du cuir chevelu normaux. Pas d'ecchymose ni de piqueté hémorrhagique. Pas d'adhérence de la base de l'encéphale.

Après avoir enlevé la calotte crânienne, on voit que les circonvolutions du côté droit sont normales, tandis que celles du côté gauche sont distendues, aplaties, fortement appliquées contre la dure-mère. Le cervelet, le bulbe, la protubérance, ne présentent rien d'anormal.

Hémisphère gauche. Poids 610 grammes.

Au-dessus du corps existe une énorme cavité pleine de sang coagulé. Le ventricule latéral est aplati, comprimé, mais ne renferme pas de sang.

Cette cavité hémorrhagique s'étend du milieu des circonvolutions frontales à l'extrémité postérieure du lobule pariétal supérieur. Les circonvolutions correspondantes sont disséquées sur leur face interne, séparées de leurs connections centrales, et forment une vaste coque qui enveloppe de toutes parts le caillot.

Après le lavage de la cavité, l'hémisphère ne pèse que 310 gr. (soit 100 grammes de moins).

Au niveau du pied de la première circonvolution frontale, la substance grise corticale a une coloration violacée hémorrhagique qui s'étend, en se dégradant, vers l'extrémité supérieure de la frontale ascendante. Cette plaque violacée a à peu près la largeur d'une pièce de 5 francs en argent.

Le lolube paracental et les autres circonvolutions ont leur coloration normale. Sur des coupes vertico-transversales on constate que le corps opto-strié, l'insula et les circonvolutions sphénoïdales sont tout à fait respectés. Le foyer a détruit le centre ovale du lobe pariétal et de la moitié postérieure du lobe frontal, sans atteindre les noyaux centraux. Il ne descend pas au-dessous du plan transversal limité par les fibres du corps calleux.

Dans le tutamen, on trouve un petit foyer ocreux du volume d'un gros pois, à parois celluleuses, évidemment très-anciennes.

Hémisphère droit. Poids, 510 grammes. Méninges et écorce saines. En examinant le ventricule latéral par sa face interne, on voit qu'il ne renferme pas de caillot. Mais, au niveau de la partie moyenne de la couche optique, dans le sillon qui la sépare du tœnia semi-circulaire et du corps strié, on voit un petit foyer hémorrhagique sous-épendymaire du volume d'une noisette. Le sang qui le compose est fraîchement coagulé, mais cependant il a une teinte un peu jaunâtre qui ferait penser que ce foyer est un peu plus ancien que celui du côté opposé.

Sur des coupes transversales on constate que ce foyer est logé dans la couche optique, et qu'il a atteint la capsule interne vers sa partie moyenne, mais sans la détruire dans toute son épaisseur.

Cette observation est très-intéressante, elle nous montre d'abord qu'une lésion assez considérable de la couche optique n'a produit aucun trouble des sensibilités spéciales. De plus, la légère diminution de sensibilité génerale constatée à gauche s'explique parfaitement par le siége de la lésion de la capsule interne.

Ici, en effet, l'altération portait non pas sur la partie postérieure de la capsule mais sur sa partie moyenne, en sorte que le faisceau sensitif a été peu touché, d'où l'absence d'hémianesthésie complète.

Obs. XLII. — Hémiplégie gauche. Hemianesthésie. Contracture secondaire. (Communiquée par M. Pitres).

Baisaler (Marie), 58 ans, service de M. Charcot, à la Salpêtrière.

Cette femme est hémiplégique depuis le 7 octobre 1872. L'hémiplégie siége du côté gauche.

L'attaque a eu lieu pendant que la malade était à table. Elle a débuté par une sensation subite de fourmillement dans le membre supérieur gauche, qui s'étendit aussitôt au membre inférieur du même côté. Cette sensation fut suivie aussitôt après, deux ou trois minutes. d'une perte absolue de connaissance qui dura six jours. Quand la malade revint à elle, elle était paralysée de tout le côté gauche.

La malade raconte qu'à ce moment, et pendant les mois qui ont suivi, elle était complètement anesthésique du côté gauche; on pouvait la pin-

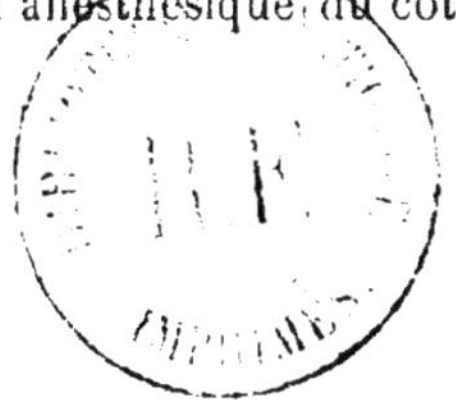

cer, la piquer, etc., sans qu'elle éprouvât aucune sensation. Depuis ce temps la sensibilité est un peu revenue, mais elle est toujours restée moins vive du côté gauche que du côté droit.

Etat actuel. — Le 26 février 1876.

Intelligence et mémoire conservées. Cauchemars. Maux de tête dans la région occipitale surtout. Sujette aux vertiges et aux étourdissements.

La malade ne peut pas se lever, elle perd ses urines depuis son attaque d'apoplexie.

Paralysie très-légère du côté gauche de la face. Sillon naso-labial gauche moins profond que le droit. Le côté gauche des lèvres est beaucoup moins mobile que le côté droit. Léger abaissement de la commissure gauche. Paupières mobiles également des deux côtés.

La malade raconte qu'après son attaque d'apoplexie elle a eu une chute de la paupière gauche supérieure qui a duré plus d'un an; en même temps elle avait de la diplosie, et quand elle fermait l'œil droit, elle ne voyait de l'œil gauche qu'un brouillard épais. Actuellement encore, *la vue est plus faible de l'œil gauche que de l'œil droit ;* tandis que la malade distingue très-bien une épingle de l'œil droit elle ne voit pas du tout de l'œil gauche. Pas de strabisme.

Odorat. — Les odeurs sont perçues des deux narines, mais avec plus d'*intensité à droite qu'à gauche.*

Goût. — La malade raconte que tout ce qu'elle mange lui semble fade, «comme de la charpie».

Si on lui fait tirer la langue et qu'on laisse tomber dessus une goutte de vin, ou une goutte de potion éthérée, elle trouve le même goût à ces deux substances.

En mettant un peu de coloquinte sur le côté gauche de la langue, la malade reconnaît l'amertume qui est perçue beaucoup plus vivement à droite.

Le chatouillement de la narine gauche ne provoque pas de réflexes, tandis que le chatouillement de la narine droite en provogue de très-vifs.

La piqûre de la langue est perçue beaucoup plus vivement à droite qu'à gauche, la malade tire facilement cet organe, il est dévié vers la gauche.

Le membre supérieur gauche est le siége d'une contraclure très-forte. Rigidité du coude et de l'épaule, demi-flexion de l'avant-bras sur le bras.

Les doigts sont rapprochés à demi-fléchis formant une demi-voûte au dessus du pouce

Souvent le membre supérieur est pris d'une trémulation qui persiste quelpues instants et qui disparaît spontanément. On ne provoque pas de trémulation par l'extension des doigts, mais on peut la provoquer assez souvent en écartant l'avant-bras du tronc.

Le membre inférieur est dans l'extension, l'articulation du genou est très-rigide. En relevant la pointe du pied on provoque une trémulation courte et vive qui dûre tant qu'on maintient le pied relevé.

Pas d'atrophie musculaire.

La malade peut exécuter avec les membres du côté gauche, même avec les doigts de la main gauche quelques petits mouvements volontaires peu étendus et peu énergiques.

La sensibilité est notablement affaiblie dans le côté gauche du corps. Le contact n'est pas perçu à gauche. Les piqûres, le pincement sont perçus mais avec moins de netteté et d'intensité qu'à droite. A gauche la malade ne distingue pas le pincement de la piqûre et commet des erreurs de lieu. Ainsi quand on la pique au cou elle dit qu'on la pince à la joue, — quand on la pique à la cuisse elle ressent la douleur au mollet, etc.

La sensation de froid est moins vive à gauche qu'à droite. En touchant avec un vase d'étain froid les deux côtés du ventre on provoque un mouvement de recul à droite et rien à gauche.

Le chatouillement de la plante des pieds est perçu normalement et provoque des reflexes à peu près égaux des deux côtés.

Le 7 mai 1876, la malade ayant eu une émotion assez vive (on lui a amené pour la première fois un enfant naturel de sa fille), s'est mise à pleurer abondamment. Elle se sentait oppressée et étouffait. Alors elle poussa plusieurs cris plaintifs et eut des convulsions que les surveillantes du service disent être des convulsions épileptiques.

Il paraît qu'elle aurait perdu complètement connaissance, qu'elle aurait eu de l'écume à la bouche et aurait commencé à râler aussitôt après. Elle aurait eu neuf ou dix attaques successives. La tête n'était pas déviée; les convulsions étaient caractérisées par des secousses brèves et saccadées siégeant dans les membres du côté gauche. Perte absolue de connaissance.

A quatre heures, la malade n'avait plus d'attaques, mais quand on soulevait le bras gauche, il était pris d'une hénulation assez vive.

Etat actuel à 5 heures du soir :

Décubitus dorsal, tête dirigée en avant sans rotation, paupières demi-closes. Si on les soulève, on voit les yeux dirigés en avant. Pupilles égales, plutôt un peu dilatées. Respiration profonde, teinte cyanique de la face et des lèvres.

Dans les inspirations, les muscles du cou se contractent fortement. Les deux côtés de la poitrine se contractent également bien. Râles trachéaux. Résolution des quatre membres. Seul, le membre supérieur gauche es-un peu moins flaccide.

Il y a quelques soubresauts musculaires irréguliers dans les muscles inférieurs. Ce sont des contractions subites des adducteurs qui rapprochent brusquement les cuisses l'une de l'autre. Réflexes au chatouillement de la plante des pieds conservés, et plus forts à gauche (côté paralysé) qu'à droite.

P. 132, assez fort, régulier.

Pincement énergique ne provoque aucune réaction. Morte à 5 heures et demie sans avoir présenté de convulsions nouvelles.

Autopsie. — *Encéphale.* — Les artères de la base des méninges sont parfaitement saines. En plaçant l'encéphale sur la table, on constate que quelques caillots sanguins noirs font hernie sous l'arachnoïde dans l'espace perforé postérieur, dans l'intervalle de l'écartement des deux pédoncules cérébraux. Ceux-ci sont ramollis, fluctuants, déchirés par le sang et tellement altérés qu'il est impossible de s'assurer s'il existait une bande de dégénération secondaire. En faisant une coupe à la partie antérieure de la protubérance, on tombe sur un foyer du volume d'une grosse noix qui a détruit toute la substance de la protubérance au-dessous des fibres transversales du pont de Varole. La plus grande partie de la protubérance et l'insertion des pédoncules sont réduits en bouillie par ce foyer. Le sang qui le constitue est noir et forme des caillots assez mous.

Le quatrième ventricule renferme du sang coagulé. Il en existe aussi tout le long de l'acqueduc de Sylvius.

La substance du bulbe et celle du cervelet ne sont pas atteintes par le foyer.

La pyramide antérieure du côté droit est beaucoup plus petite que celle du côté gauche et présente une teinte grisâtre de sclérose secon-

daire. Les olives paraissent saines, mais celle du côté droit est sensiblement plus volumineuse que celle du côté gauche.

Dans toute la longueur de la moelle, on peut voir, à la partie postérieure du cordon latéral gauche, une tache grisâtre de sclérose secondaire.

Cerveau. Hémisphère droit 505.
—   —   gauche 515.

En séparant les deux hémisphères, on trouve dans les ventricules latéraux une sérosité teintée de sang, mais pas de caillots.

L'écorce des deux hémisphères est saine. Les méninges sont normales
et se détachent parfaitement.

A gauche, les noyaux centraux et la paroi ventriculaire sont sains.

A droite, on constate dans la paroi du ventricule latéral uue tache jaunâtre, ocreuse, sous-épendymaire, traversée par des tractus celluleux et
des vaisseaux gorgés de sang. Cette tache à bords festonnés et irrégulier,
forme une légère dépression de 2 centimètres carrés en surface et de
1 mm. de profondeur. Elle est située au-dessous de la couche optique et
a détruit la partie correspondante de la queue du noyau caudé. La couche optique est diminuée de volume. Vers l'union de son tiers postérieur
avec ses deux tiers antérieurs, existe une dépression profonde qui la
divise en deux masses inégales.

L'antérieure lisse et arrondie est deux fois plus volumineuse que la
postérieure, qui est ovoïde et contourne l'origine du pédoncule cérébral.

Les coupes méthodiques (transversales et verticales) ont montré qu'il
existait vers la partie moyenne de la couche optique, plutôt en arrière
qu'en avant de la partie moyenne, un ancien foyer ocreux du volume
d'une petite amande. La capsule interne n'est pas complètement détruite,
mais elle est, dans l'étendue de 1 centimètre environ, diminuée d'épaisseur, et elle a une coloration ocreuse très-marquée. Dans une petite étendue aussi, le noyau caudé a disparu. En avant de la couche optique, le
corps strié est tout à fait sain (1).

Voilà une observation dans laquelle la malade a présenté
une anésthésie complète de tout un côté du corps, sens com-
pris. L'hémianesthésie a été permanente, or l'autopsie a dé-

(1) Voy. planche I, figures 1, 2, 3, 4.

montré l'existence d'une lésion profonde de la capsule interne ainsi qu'on peut s'en convaincre en examinant les quatre figures de la planche I montrant sur des coupes différentes la lésion de ce tractus nerveux. La capsule interne n'a pas été complétement détruite, mais dans l'étendue de 1 centimètre environ elle est diminuée d'épaisseur et elle offre une coloration séreuse très-marquée. Or, cette altération de la eapsule interne explique surabondamment l'existence de l'hémianesthésie complète observée chez la malade.

CONCLUSIONS.

1° Les observations pathologiques citées par M. Luys, en faveur de la théorie qui fait des couches optiques le siége du *sensorium commune*, n'ont pas la valeur qui leur a été accordée et ne sont rien moins que concluantes.

2° Il résulte des observations que nous avons rapportées : *A.* que les lésions de la couche optique, lorsqu'elles sont absolument limitées à ce noyau gris, qu'elles n'intéressent ni le pédoncule, ni la partie postérieure de la capsule interne, ne donnent jamais lieu à de l'hémianesthésie ; *B.* Qu'au contraire, l'hémianesthésie peut être le résultat d'une altération limitée à la partie postérieure de la capsule interne, dans le faisceau sensitif décrit par Meynert, avec intégrité parfaite des couches optiques.

3° Dans la grande majorité des cas observés, les lésions qui déterminent l'hémianesthésie sont des lésions mixtes, c'est-à-dire qu'elles intéressent simultanément la couche optique et la capsule interne. Dans ces cas l'hémianesthésie reconnaît pour cause la destruction de la partie postérieure de la capsule interne.

4° Dans un certain nombre d'observations pathologiques, dans lesquelles on trouve signalée, pendant un temps variable, l'existence d'une hémianesthésie complète ou incomplète, on n'a rencontré à l'autopsie que des lésions limitées exactement à la couche optique. Il y a lieu de croire que dans ces cas l'hémianesthésie temporaire était due à une altération, non plus destructive, mais de voisinage, de la capsule, à une compression exercée par la lésion siégeant dans la couche optique sur le faisceau sensitif situé à la partie postérieure de la capsule interne.

EXPLICATION DES PLANCHES.

PLANCHE I. — FIGURE 1.

1, coupe du corps calleux.

2, noyau caudé.

3, couche optique.

4, coupe du pédoncule cérébral.

5, siége occupé par la lésion à la surface du ventricule latéral.

A, indique le point où a été pratiquée la coupe représentée dans la fig. 2.

B, indique le point où a été pratiquée la coupe représentée dans la fig. 3.

C, indique le point ou a été pratiquée la coupe représentée dans la fig. 4.

FIG. 2.

1, corps calleux.

2, noyau caudé.

3, topographie de la lésion au niveau de la coupe A.

4, couche optique.

5, capsule interne.

6, origine du pédoncule cérébral.

7, noyau lenticulaire.

8, avant-mur.

FIG. 3.

1, corps calleux.

2, couche optique.

3, topographie de la lésion au niveau ne la coupe B ; dépression de la couche optique, extension de l'altération à la capsule interne.

4, noyau lenticulaire.

5, capsule externe.

6, avant-mur.

FIG. 4.

1, corps calleux,

2, couche optique.

3, topographie de la lésion au niveau de la coupe C ; l'altération détru en partie la couche optique et atteint toute l'épaisseur de la capsu interne à son extrémité postérieure.

Fig. 1.

Fig. 2.

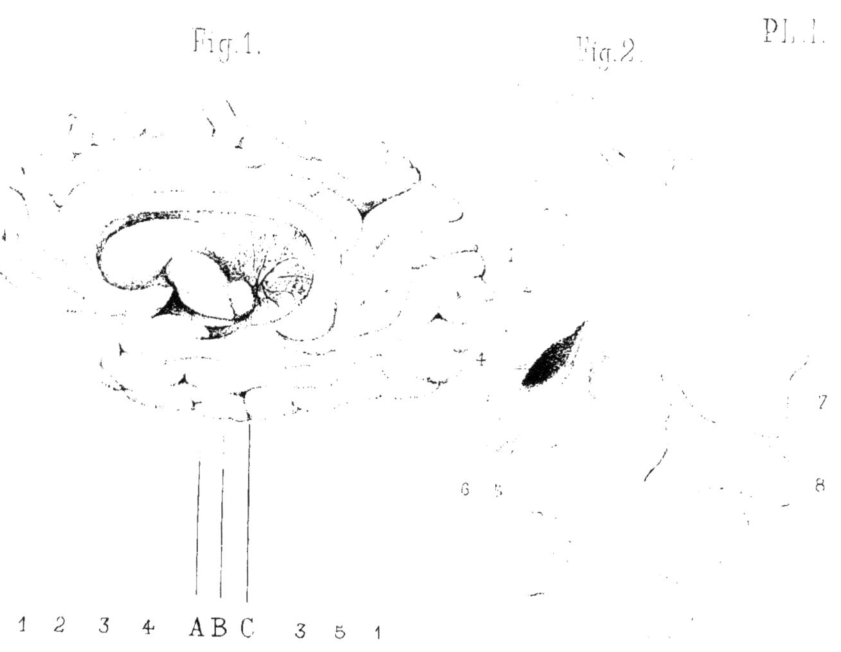

Fig. 3.

Fig. 4.

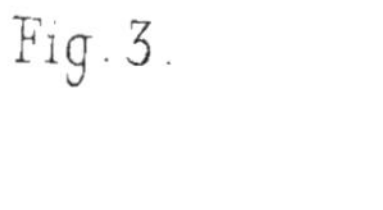

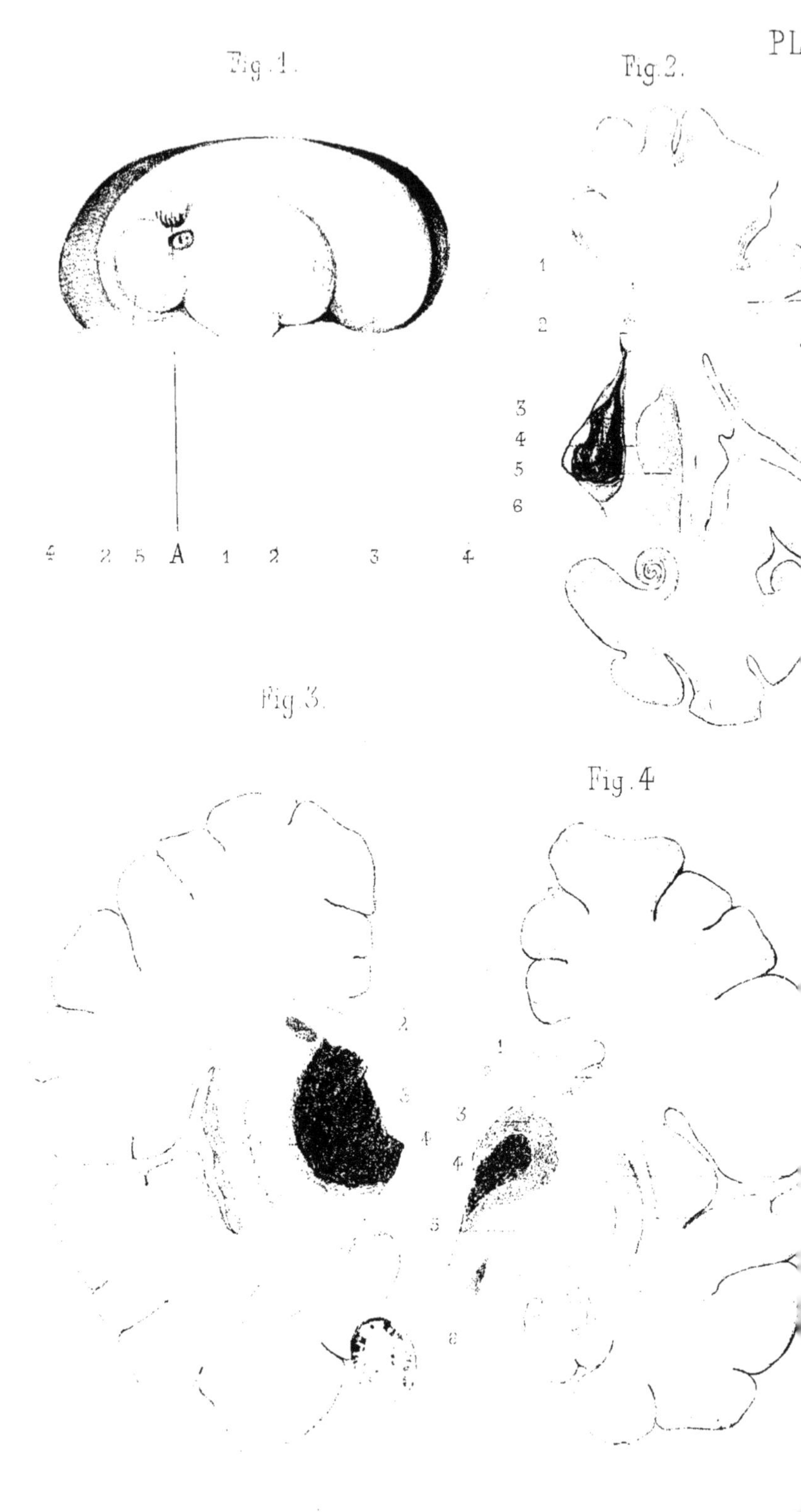
PL
Fig.1.
Fig.2.
Fig.3.
Fig.4
1
2
3
4
5
6
4 2 5 A 1 2 3 4
IMP. BECQUET

PLANCHE II. — FIGURE 1.

1, coupe du pédoncule.

2, couche optique.

3, noyau caudé.

4, coupe du corps calleux.

5, double dépression à la surface du ventricule latéral, siégeant au niveau de l'union du tiers moyen avec le tiers postérieur de la couche optique.

La ligne A indique le point où a été pratiquée la coupe représentée dans la fig. 1.

FIG. 2.

1, corps calleux.

2, noyau caudé.

3, foyer ocreux siégeant dans la couche optique.

4, capsule interne amincie et dont les éléments présentent une teinte jaunâtre sans être complètements détruits.

5, noyau lenticulaire.

6, pédoncule cérébral.

FIG. 3.

1, corps calleux.

2, noyau caudé.

3, couche optique rouge ecchymotique dans toute son étendue, en partie détruite par un foyer hémorrhagique récent.

4, capsule interne dont le bord confinant à la couche optique présente une légère teinte rouge, mais dont les éléments ne sont pas détruits.

FIG. 4.

1, corps calleux.

2, noyau caudé.

3, couche optique.

4, foyer de ramollissement celluleux ancien, occupant le centre de la couche optique.

5. capsule interne parfaitement saine.

6, pédoncule cérébral.

7, noyau lenticulaire.

8, avant-mur.

Paris. A. PARENT, imprimeur de la Faculté de Médecine, rue M.-le-Prince, 31.

Des diarrhées chroniques, et de leur traitement par les Eaux de Plombières, par le docteur Bottentuit, ancien interne des hôpitaux de Paris, rédacteur en chef de la *France Médicale*, médecin consultant aux eaux de Plombières, etc. In-8 2 fr.

Guide médical aux Eaux de Plombières, par les docteurs Bottentuit et Hutin, avec 18 gravures et un plan des environs. Édition Diamant, reliée.

Traité pratique des maladies des reins, par S. Rosenstein, professeur de clinique médicale à Grœningue, Traduit de l'allemand par les docteurs Bottentuit et Labadie-Lagrave, 1 vol. in-8 .... 10 fr.

Cartonné .... 11 fr.

Le diabète sucré et son traitement diététique, par A. Cantani, professeur et directeur de clinique médicale à l'Université royale de Naples. Ouvrage traduit et annoté par le Dr H. Charvet. 1 vol. in-8, avec 3 planches. Broché...... 8 fr. »

Maladies chirurgicales du pénis, par J.-N. Demarquay, chirurgien de la Maison municipale de santé, membre de l'Académie de médecine. Ouvrage publié par les docteurs G. Vœlker et J. Cyr. 1 vol. in-8, avec figures dans le texte et 4 planches en chromolithographie. Broché .... 11 fr.

Cartonné .... 12 fr.

Leçons de clinique médicale, faites à l'hôpital de la Charité, par le professeur Jaccoud. 1 fort vol. in-8 de 878 pages, avec 29 figures et 11 planches en chromolithographie, 3e édition, avec un joli cartonnage en toile.................... 16 fr.

Leçons de clinique médicale, faites à l'hôpital Lariboisière par le professeur Jaccoud 2e édit. 1 vol. in-8 accompagné de 10 planches en chromolith. Cartonné. 16 fr.

Traité d'anatomie descriptive, avec figures intercalées dans le texte, par Pl.-C. Sappey, professeur d'anatomie à la Faculté de médecine de Paris, etc. 3e édition entièrement refondue, 4 vol. in-8. 1876-1877.................... 160 fr.

Cartonné .... 65 fr.

Quelques exemplaires sur papier vélin.............................. 80 fr.

Leçons de clinique obstétricale, professées à l'hôpital des Cliniques, par le Dr Depaul, professeur de clinique d'accouchements à la Faculté de médecine de Paris, membre de l'Académie de médecine, rédigées par M. le D^r De Soyre, chef de clinique, revues par le professeur. 1 vol. in-8, avec figures intercalées dans le texte.. 16 fr.

Clinique médicale, par le Dr Gueneau de Mussy, médecin de l'Hôtel-Dieu, membre de l'Académie de médecine, etc. 2 vol. in-8................... 24 fr.

Traité pratique des maladies du larynx, précédé d'un Traité complet de laryngoscopie, par le D^r Ch. Fauvel, ancien interne des hôpitaux de Paris. 1 vol. in-8, avec 144 figures dans le texte et 20 planches, dont 7 en chromolithographie. Broché.. 20 fr.

Cartonné .... 21 fr.

L'ancienne Faculté de médecine de Paris, par M. Corlieu. 1 vol. petit in-8, de 283 pages. 1877... 5 fr. »

Les causes de la gravelle et de la pierre étudiées à Contrexéville pendant neuf années de pratique médicale, par Debout. 1 vol. in-8 de 138 pages avec 32 figures dans le texte. 1876... 3 fr.

Essai sur les variations de l'urée et de l'acide urique dans les maladies du foie, par Genevoix. In-8 de 107 pages. 1876........................ 2 fr. 50

Traité d'anatomie pathologique, par M. Lancereaux, professeur à la Faculté de médecine de Paris, médecin des hôpitaux, etc. Tome Ier. Anatomie pathologique générale. 1 fort vol. in-8 de 838 pages avec 267 figures intercalées dans le texte. 1877. 20 fr. Cartonnée....................................... 21 fr.

Leçons sur les affections de l'appareil lacrymal comprenant la glande lacrymale et les voies d'excrétion des larmes, par MM. Panas et Chamoin. 1 vol. in-8 avec figures dans le texte. 1877....................................... 5 fr. »

Leçons cliniques sur les maladies du cœur, professées à l'Hôtel-Dieu de Paris, par M. Bucquoy. *Troisième édition,* 1 vol. in-8 de 170 pages, avec figures dans le texte, cartonné en toile. 1873........................... 4 fr.

Leçons cliniques sur la syphilis étudiée plus particulièrement chez la femme, par M. Alfred Fournier, professeur agrégé, médecin de l'hôpital de Lourcine. 1 fort vol. in-8 avec tracés sphygmographiques. 1873. Br. 15 fr. Cart........ 16 fr.

Frascator : la Syphilis, 1530; le Mal français, 1546, par Fournier; traduction et commentaire. 1 vol. in-12 de 210 pages. 1870............. 2 fr. 50

A. Parent, imprimeur de la Faculté de Médecine, rue M^r-le-Prince, 31.